第二军医大学“大学生创新能力培养基金”面上项目最终成果
课题名称：医疗社交网络平台的使用对医患关系的影响
（项目编号：MS2015011）

透视社交网络中的医疗

Perspectives of the Social Media in Medicine

主　编　徐志杰

世界图书出版公司
广州·上海·西安·北京

图书在版编目 (CIP) 数据

透视社交网络中的医疗 / 徐志杰主编 .—广州：世界图书出版广东有限公司，2025.1重印
ISBN 978-7-5192-2329-8

Ⅰ. ①透… Ⅱ. ①徐… Ⅲ. ①互联网络—应用—医疗保健事业—研究 Ⅳ. ① R19-39

中国版本图书馆 CIP 数据核字 (2017) 第 011233 号

透视社交网络中的医疗
TOUSHI SHEJIAO WANGLUO ZHONG DE YILIAO

主　　编：徐志杰
策划编辑：李　平
责任编辑：曾跃香
装帧设计：周文娜
出版发行：世界图书出版广东有限公司
地　　址：广州市新港西路大江冲 25 号
邮　　编：510300
电　　话：020-84460408
网　　址：http://www.gdst.com.cn
邮　　箱：wpc_gdst@163.com
经　　销：新华书店
印　　刷：悦读天下（山东）印务有限公司
开　　本：710mm × 1000mm　1/16
印　　张：14
字　　数：200 千字
版　　次：2017 年 1 月第 1 版　　2025 年 1 月第 4 次印刷
国际书号：978-7-5192-2329-8
定　　价：78.00 元

本书编写人员

主编

徐志杰

编委

（以姓氏笔画为序）

王经杰　　李海昕　　王　凯　　赵优冬

徐志杰　　常富强　　戚　麟　　蔡博宇

序

近年来随着以互联网为代表的通信技术的兴起和普及，越来越多的行业都借助互联网实现了自己新的发展，比如众所周知的、让很多人又爱又恨的“淘宝”，就是互联网与零售行业的一个结合。这样的例子还有很多，以至于一个新的名词在这几年走进了公众的视野——“互联网 +”。特别是资本的热捧与移动互联网的崛起，使得“互联网 +”也随之成为众多行业喜闻乐见的新名词。所谓的“互联网 +”，就是其他非互联网行业借助互联网这样一种媒介和平台，更高效更广泛地发挥自己行业优势的一种商业新模式。

每个人的这一生都要和医疗打交道，因此，“互联网 +”的浪潮必然会席卷医疗行业，于是就形成了大名鼎鼎的互联网医疗。现如今，医疗行业的信息化道路上,越来越离不开“互联网 +”理念与技术的支撑,但如果细究：什么才是互联网医疗？许多人第一反应就是，互联网医疗就是生病了不用跑去医院里，在网上就能把病看了。这种看法其实有一定的道理，它看到了互联网作为连接医患之间的纽带，在诊疗过程中发挥的作用。但是实际上互联网并不是仅仅只能被看作一条线性的纽带，它其实是一张网络，可以向四面八方伸展开去，把整个医疗行业中能够利用到的资源都给连接起来，从而为医疗行业创造出新的价值。

正因为我们察觉到，互联网医疗其实并不只是让看病变得更方便、更有效率这么简单，而是包含着很多潜在的价值等待人们去发掘，并且在发掘这些价值的过程中可能存在着很多，包括法律上和伦理上等在内的、实际操作过程中存在的问题，所以我们决定对互联网医疗行业进行一个观察。那么经过将近一年的观察与学习，我们取得了一些粗浅的认识，希望能够通过本书与读者进行交流，相互探讨，共同进步。这就是我们撰写本书的真正原因所在。

本书的书名是“透视社交网络中的医疗”，事实上尽管社交网络并不能代表整个互联网，它是网络发展到 web2.0 时代的一种形式。然而由于互联网医疗中的主体终究是医患双方，其精髓与主要形式仍然是社交网络，因而我们可以认为，凡是互联网医疗的产品与服务，都可以看作是社交网络下的医患互动。故在此为叙述方便，统一将其称作互联网。本书讨论的内容分为四个章节，分别是“医疗社交网络平台兴起的背景及发展现状”“医疗社交网络平台的应用效果”“医疗社交网络平台的法律和伦理”以及“医疗社交网络平台在社区的应用与推广”。每一个章节都分为两个部分，前一个部分是我们在研究互联网医疗过程中相互讨论所取得的共识，以章节的形式呈现；后一个部分是我们针对具体问题撰写的学术论文，论文目前均已发表在各家学术期刊上。现在就这四章内容为读者做一个简单的介绍，通过这样一个介绍，希望读者对了解和认识我们要讨论的互联网医疗有一个大致的思路。

首先是互联网医疗兴起的背景。要了解互联网医疗，首先要有这样一个疑问：为什么会出现互联网医疗？有过一点医学常识的都知道，对于医疗，中医讲究“望闻问切”，西医也有“视触叩听”以及一系列的辅助检查等，即医疗本来就应该是医生和患者之间面对面的一种交流。尽管目前网络已经很发达，可以在线通过文字、音频和视频等形式交流，但归根到底很多人得了病还是得去医院，病人也无法自已做手术。所以互联网医疗的诞生虽然可以满足患者方便寻医问药的需要，但真正的推动点其实不在于患者，而在于医生。

中国医师协会在 2015 年 5 月份的时候发布了一项调查结果，名为《中国医师执业状况白皮书》，在这个“白皮书”里，统计了一万名左右的执业医师对目前医疗环境的方方面面的看法和感受。据调查显示，有 52.72% 的医师平均每周工作时间在 40 ～ 60 小时，甚至 32.69% 的医师一周工作 60 小时以上。这是什么概念呢？我国《劳动法》里有明确的规定，劳动者每天工作的时间不应该超过 8 小时，平均每个礼拜的工作时间，不超过 44 个小时。有人说，你们医生是救死扶伤的白衣天使，比普通的劳动人民多工作几个小时也没什么大不了的吧？然而医生这样长期超负荷工作的结果是什么？就是有 1/4 的医生患有心血管疾病，一半的医生患有高血压，而且 40 岁以上男性医师患病率是普通群体的两倍。守护老百姓健康的这群人自己身体反而不那么健康，这倒是有点讽刺。

当医生，苦点累点其实并不可怕，现在最让医生担心的，莫过于日益紧张的医患关系。据调查，2014 年全国发生医疗纠纷总共达到了 11.5 万件，有 98% 的医生遭到过患者或家属不同程度的辱骂，将近一半的医疗工作人员对目前的职业环境表示不满意。为什么医生比一般人都要尽心尽力，可是加班加点却换来了医患矛盾的激化呢？原因很简单，很多医院，特别是一些大型的三级医院，每天的就诊量实在太可怕了，即便医生们加班加点马不停蹄地看病，可仍然满足不了这样海量的医疗需求。而忙碌的诊疗极有可能导致患者就医体验的下降，于是医患矛盾就逐渐地积累了起来。

不仅如此，在现有的医疗环境下，医生的收入也是一个问题。接受调查的医生中有 65.9% 的医生不满意自己的收入，而且卫计委相关发言人也曾公开表示，目前医务人员工资待遇普遍较低确实是一个不争的事实。医生的工资待遇低的问题，和现在一直饱受诟病的“以药养医”的医疗体制有一定的联系，今年“两会”以后卫计委也计划逐步推开医生的年薪制，试图通过行政规划的方式给医生们定一个看上去合理的待遇。在这里我们不说政府的改革方式究竟有多少实际意义，但至少可以明确的是，医生的待遇问题目前还是相当严重的。

在传统医疗环境下，医务人员的生存状况值得担忧，而互联网医疗的出现，则给这一困境带来了一线曙光。比如医生利用互联网为患者答疑解惑，在时间上更有弹性，在方式上更加轻松，在收入上也更加的公开透明，多劳多得，减少了开大处方人检查的医疗伦理问题的出现，所以互联网医疗就理论上来说对医疗环境是有所改善的。也正因为如此，当互联网医疗以各种形式出现在公众面前时，尽管它现在也许在很多方面都还非常的不成熟，但人们对它的期待值却一直有增无减。

互联网医疗依托的是互联网，而互联网现在已经是非常的普及。有调查显示，截至 2013 年底，中国网民数量达到了 6.32 亿，普及率为 46%；互联网经济总量占到了 GDP 的 4.4%，这已经是全球领先国家的水平了。不仅如此，我们国家已经从过去的“PC 时代”迈入了“移动时代”，现在上网大家都更喜欢用自己的智能手机，在手机上通过安装各种应用程序，也就是 App，来满足自己社交、购物、学习和游戏等方方面面的需求，要知道目前市场上可以下载到的医疗健康类手机应用就有 2000 多款。特别值得一提的是我们的社交网络在此期间得到了飞速的发展。早在 2013 年，经常登录社交网站的网民的比例就高达 53%，而截至 2014 年初，微信用户保守估计已经超过了 6 个亿。

微信的出现，使得过去在“PC 时代”中一些非常热门的网站，比如人人网，还有一些像微博这样的社交媒体，都逐渐失去了往日的光彩。这肯定不是一件坏事，它让人意识到互联网的更新迭代的速度其实是非常快的，只要它能更好地满足用户的需求和体验，那么它就有机会发展起来。所以移动互联网的普及就将医疗给连接了起来，成为了现在所谓的“移动医疗”。在美国，约有 34%的用户曾利用过社交网络的支持寻求医疗信息，约有 73%的患者在就医之后继续在线寻找医疗信息。其实现在无论是国内还是国外，有很多人更相信自己通过互联网医疗获得的医疗建议，这不一定是件好事，但互联网医疗能得到这样的信赖，足以说明它的发展已经到了一定规模了，并且它的影响力还在不断地扩大，它还在不断地渗透到更多人的生活中去。

前面讲了这么多互联网医疗的发展，听上去似乎它有望引领未来的医疗行业的发展趋势。而在实际操作中它目前是怎样一个状态呢？那么在第二章中本书将和大家探讨互联网医疗的实际应用效果。这个效果不能简单地用“非好即坏”的思维来判断。我们会分别站在医生和患者的角度，来观察互联网医疗服务的品质。比如，站在医生的角度，医生要利用互联网向公众提供医疗服务，那么他提供的服务必须包含这样几个特性：首先是准确性，这点毫无疑问，医生在网上提供的医疗信息本身应该是科学的，有循证医学支持的，这和平时在医院里看病一样，准确性是服务的前提；其次是适用性，医生治病应该是“对症下药”“药到病除”，要有针对性，而在网上看病是不是能做到这一点，这是值得讨论的；第三是及时性，简单地说就是患者在网上向专家咨询，医生可能很忙，可能没空回复信息，这样一来二去把一个问题问清楚所花的时间可能比自己上医院排队花的时间还要多；第四是持续性，所谓名医，就是口碑好、有一批相对固定患者的医生，而在网上能不能也建立这样持续的医患关系，能不能在网上为医生树立他的个人品牌，这也是互联网医疗服务发展必须跨过的坎儿。

反过来站在用户的角度，看看使用互联网医疗服务需要达到怎样的标准。首先是便捷性，这个不用说，本身网络自身就带有这一特性，但是当用户的需求比较复杂的时候，能不能为其提供“一条龙”式的服务，也就是互联网医疗怎样去整合资源，呈递给用户，这是一个首要考虑的问题。其次是针对性，这个和前面站在医生角度提供具有适用性服务的标准有些相似，只不过这里说的针对性是指互联网医疗平台根据每位用户的健康状况和使用习惯设计的具有针对性的服务，有点类似淘宝上一些商品的推送。第三是经济性，如果使用互联网医疗服务所产生的费用要高于在医院看病，那么很多人还是会放弃互联网，比如在网上买药，由于不像医院里有医保可以报销，所以互联网药品的市场份额还达不到药房的程度。第四是开放性，前面说过，互联网是一张网而不是一条线，它是一个面但不是闭合的，而应该是开放的，这样用户才能够通过互联网医疗平台享受到更多的服务，比如现在市场上已经出现的药品的送货上门，还有一些陪诊服务等等。

互联网医疗服务越铺越广，已经不再是互联网和医疗两者的简单结合，而是将很多行业也牵涉了进来。在它的市场份额急剧上升的同时，人们是不是也应该开始思考，这样的新兴产业会带来怎样的法律和伦理上的问题？毫无疑问，我们的社会必须要有相应的法律和制度来帮助互联网医疗健康地发展。那么在第三章中，本书就与大家一起了解互联网医疗有关的法律和伦理问题。在这一章中，首先会向大家普及相关的法律和伦理知识，在论文部分中会重点地和读者一起分析我们做的两项调查，一项是关于法律，一项是关于伦理的，调查对象都是普通的网民。通过这两项调查，我们能够看出目前互联网医疗存在的部分法律和伦理问题，而针对这些问题我们也提出了一些解决的思路和应对的策略。

在最后一章中，我们要探讨的是如何将互联网医疗普及给我们的老百姓，让更多的人认识互联网医疗，并且更好地发挥互联网医疗的优势。我们会从分级诊疗这一概念谈起，因为分级诊疗是未来医疗资源布局的一个大方向，互联网医疗无疑是要顺应这种形势，为分级诊疗的推行助力。该部分还会向读者介绍如何在基层医疗机构，比如城市里的社区医院以及农村地区的村卫生室，逐步应用和发展互联网医疗。本书还将提及如何利用互联网医疗做好医学科普工作的诀窍。而在最后会带大家认识互联网医疗在一些新型医疗产业中所起到的作用，因为医疗行业本身也是在不断进步和与其他行业融合的，当互联网医疗出现以后，传统医疗行业在发展过程中其实都不会再离开互联网医疗了。

我们希望通过本书的介绍与调查，能够传递给读者关于互联网医疗的新认识，也希望互联网医疗能够为解决传统医疗行业的种种弊端带来颠覆性的突破！

徐志杰

2016年10月25日于杭州

目 录

第一章

医疗社交网络平台兴起的背景及发展现状

第一节 中国医患关系的现状

近些年，在医疗领域，有一个骇人听闻的问题进入了公众的视线，此便是“伤医”。而且，在近些年中，我国各个地区的医务工作者与病患的关系呈现出日渐紧张的趋势，让很多医学生恐惧不已。笔者将对我国目前的医患关系状况进行具体剖析，阐述自己的观点。

医患关系是医务工作者和病患在疾病诊治过程中形成的特殊医患关系，是医疗人际关系中的重点。医学领域的专家西格里斯指出：“每一个医学行动始终涉及两类当事人：医师和病员，亦或更全面地说，医学群体与社会，医学无非是这两群人之间多方面的关系。”由此可知，医学最实质的含义是医院方面和病患两者的关系。当代医学拓展了此概念，“医方”不单单是医务工作者，还包括从事医疗卫生服务的组织与服务人员；“患者”不单单指患有疾病的人，还包括和病患有关的所有社会关系。

无论是立足于道德还是利益关系层面，本质上医务工作者与病患均应当是一个战壕里的战友。这是由于出于目标层面，医生与患者有相同的目标——打败疾病。可是原本应当属于一个阵营的人，近些年会常常站在了对立面，产生影响恶劣的医疗暴力事件。

2013 年 10 月，浙江温岭第一人民医院三名医务工作者被一持刀男性捅伤，其中一名医生因为伤势过重死亡，另外两名医生重伤，而随后本地政府对此事件的处置更引发了医务工作者的强烈愤慨和抗议。

中青舆情监测室对 2013 年初以来媒介报告的 20 件伤医杀医事件做了一个整理。在受害者的职业工作中，医生排第一位，占到 75%，护士占比 25%。另外，和上一年的医患纠纷比较，2013 年，医务工作者群体对自身保护的呼声更高，可是互联网上对医生依旧是谴责声居多。这导致的结果便是医务工作者继续为医疗的薄弱体系“承受伤害”，其与病患的需求更为错位，医生与病患两者间的信任几近丧失。

事实上，在医患关系愈来愈紧张的背后，本质上的隐患才显现出来。在我国，当前的医疗体系存有诸多不足，所以才会给居心不良的人以可乘之机，让医务工作者处于风险之中。

在中国，当一名医疗服务者，所得到的待遇并非人们想象的那样。我国的医生整体基数巨大，可是医务工作者的薪资水平却在诸多行业的排名中位居下游。当今，人们对医生开大处方的行为谴责声不断，但是我们是否也应当思考一下，难道我国如此众多的开大处方的行为完全是群体行医素养下滑？用监督管理不到位、素养的集体下滑来阐释此种问题，显然是不合适的。或许真正的原因在于，医疗行业本身体制的缺陷导致了此种问题的产生。某网络论坛上有人这样说道，当一个领域被整体“逼良为娼”，证明这个领域的体制肯定是出了问题。

当前，我国公立医院医生的基础薪资尚低于公务员和老师。北京几家大规模医院工作 4 年的住院医生基本工资仅 1000 多元，工作 20 年左右的教授级医生基本工资才 2000 多元，农村医生更是只有几百元。就连全国最具声望的协和医院工作 50 多年的教授退休薪资也只有 3000 多元，他们如果生病住院，甚至有时还需要院里的其他医生来捐款。医生离休的工资只有 1000 到 3000，部分年纪大的老专家依旧在坐诊，得到的却不过是挂号费提成收益补贴日常开销，而青年医生则面临较大的住房压力。医生渐渐失去了工作的热情，很多技术高、经验丰富的医生选择了改行，一些医生开始开大处方，一些医生开始不用心诊治，医生对于病患愈来愈没有耐心。

因此，逐渐下滑的行医质量激化了医患之间的矛盾，病患开始无法忍受，开始发泄心中不满，一些比较极端的病患便采用伤害医生的方式来宣泄。但是，近些年伤医的事件出现得过于频繁了。观其缘由，主要是病患对医生的态度逐渐下滑，加上医务工作者对自我利益的强烈争取，让一些追求金钱的人发现了赚钱的新契机，所以出现了新的行业——医闹。医闹的产生让医生与患者的关系更为紧张，医务工作者无法得到安全感，对自我生命安全的呼声不断提升。

2012 年年底到 2013 年夏季期间，通过有关机构的调研可知，我国医疗机构暴力伤医事件越来越多，每一年每一家医疗机构产生的平均数量由 2008 年的 20.6 次变为 2012 年的 27.3 次。自身安全没有保障，在重大压力之下，我国的医生开始改变以往沉默的态度。逐渐增多的伤医事件让我国的医务工作者开始考虑如何解决风险，其开始为自身的安全、职业的尊严而努力争取。

温岭伤医事件出现后，该医院的一百多名医务工作者利用下班时间，齐聚于医院内，拉起了“还我尊严”“保障医生生命安全”的横幅标语。连续多日，浙江台州、杭州等地区的多家医疗机构均自行悼念遇难的王云杰医生。其中，台州医院院长陈海啸利用微博发表自己的观点：“健康是所有人所追寻的，病魔是所有人的敌人。医生和患者是同一个阵营的，互相依存的，没有了医生，患者的疾病如何去除？伤医是当今的医生无法言说的疼痛，什么时候医生才能够回归到一心对抗病魔、无需考虑生命之忧的时代？”

说到底，近些年的伤医事件大量出现在二级医院中，这正好表明了国内医疗机制的主要冲突——“大医院，人满为患；小医院，门可罗雀”。有媒体指出，大量出现的医患纠纷就是出于这个原因，“高质量的医疗资源供应不均衡、不充足”。基层医疗资源匮乏，水平低下，常常产生误诊问题，导致病患为了得到更好的救治而全部涌到三级医院。医生超负荷的工作让其没有时间与精力和病患进行全面的交流。另外，医疗教育的机制也没有在医患交流技巧中予以学生全面的训练，导致医生缺少科学的沟通技巧。

中国当前实施的医保机制与有关的法制规章均未及时追随市场的发展脚步。政府在医院方面的支持严重不足，医院自负盈亏的运行体系，均导致病患诊疗费用担负过重。另外，社会贫富差距进一步增大，矛盾在昂贵的诊治过程中被激化。医务工作者与病患，救治者与被救治者，原本是良好的帮助关系，在当今却变成了一种更偏向于经济的利益关系。不同的是，诊治疾病与市场中的货币交易是不一样的。此种交易具有一定的风险，无法提供完备的售后。病患承担了费用，却有可能买不到疾病的祛除。而且，医疗领域是一个有较强专业性的领域，病患与医务工作者两者间存有很大程度的信息不对等。此也一定程度上激化了医生与病患两者间的冲突。

总之，国内的医患纠纷已存在了很长时间，近些年频频产生的伤医杀医事件更是让人们对患者看病难、医生救治难有了更全面的认知与更高的呼声。我们应当采用系统、全面的举措，保障医生的安全和尊严，深化医疗体制改革，让病患可以更廉价地将疾病治愈，如此才是推动医患关系正常化发展的科学举措。

第二节 对医患关系现状的再认识

目前中国的医患关系到底是好是坏？

一直以来，医患关系就是评价医疗环境是否稳定、健康的一个重要标准。谁来对医患关系做出评价？应该说，这个权利是属于社会上所有参与过医疗活动的公民的。而作为医疗服务的主体，医生群体的看法是具有相当意义的。近年来，随着医疗暴力事件发生频率的增加，医生群体普遍感觉到他们在执业中的人身安全和人格尊严得不到保障。于是，很多医生自发地组织起来，通过媒体和自媒体等诸多传播信息的形式，表达出他们对医患关系的悲观态度，最终在社会舆论上形成了一种导向：医患关系正在走向恶化。

医生群体对医患关系有多悲观？来看中国医师协会在 2015 年发布的这一份《中国医师执业状况白皮书》。这份调查是面向北京、浙江、福建、广西、山西、湖南、吉林、山东、河南、广东、海南、云南、甘肃等多个地区的医院在职执业医生发放的，样本量近万。调研结果显示，59.79% 的医务人员受到过语言暴力，13.07% 的医务人员受到过身体上的伤害，仅有 27.14% 的医务人员未遭遇过暴力事件。并且，有 73.33% 的医生要求在《执业医师法》修改时加强对医师的权益保护。

医生群体对医患关系的唱衰并非空穴来风。从医疗暴力和医患纠纷的事件发生分布情况来看，国内几乎没有一家医院能够幸免于难，而且这些事件的发生整体上还呈现出上升趋势。同时，另一个让人心寒的事实是，一些恶性医患关系事件闯入了人们的视线。之所以称之为“恶性”，主要体现在两方面：第一，医务人员身体上很受伤，例如 2013 年 10 月 25 日在浙江温岭发生的那起骇人听闻的杀医案件以及之后全国各地频现的“砍医（护）事件”；第二，医务人员精神上也很受伤，比如发生医疗暴力或医闹的当地医院和卫生行政部门在事后息事宁人的一系列手段，甚至公安部门在场时的不作为的麻木。

正因为如此，医生群体对医患关系这个词已经变得非常的敏感，“医患关系已经恶化”这个意识也已在他们的心灵里生了根，从而成为了一种新的“共识”。并且，这样的“共识”常常和医生所掌握的医学知识与医疗技能混在一起，打包传递给了正在课堂或临床医学院里学习的医学生，最终使得医疗圈里上上下下对医患关系的认识都变得相当的一致。

前面提到过，对医患关系评价的权利是属于社会上所有参与过医疗活动的公民的。如果医生群体对此的评价是倾向于负面的，那么社会上的其他人对此怎么看？没有调查，就没有发言权。下面来看我们搜集的一份面向网民的调查结果。

1. 您对当前医患关系的总体评价是：

A. 很和谐（7.3%）；B. 比较和谐（23.3%）；C. 一般（50.2%）；

D. 比较紧张（13.7%）；E. 非常紧张（5.5%）

2. 您认为当前医患之间的信任程度：

A. 非常不信任（4.1%）；B. 比较不信任（15.5%）；C. 一般（65.7%）；

D. 比较信任（13.7%）；E. 非常信任（0.9%）

3. 您认为医患关系近期内（未来 1 年内）将变得：

A. 逐步缓和（32.0%）；B. 无变化（31.5%）；C. 更趋紧张（36.5%）

对于医患关系的看法，多数普通人的看法偏向中立，选择关系紧张的人的比例还是较小的。那么，为什么医患之间对于医患关系的看法有如此大的不同呢？

在很多人看来，医生和患者都应该是同一阵营的共同体。因为从目标来说，“医”和“患”有共同的终极目的，那就是早日克服疾病给患者带来的困扰，使身体康复。事实的确如此，不过这种看法只关注到了医患之间的一致性，却未注意到它们的差异性。

事实上，由于不同人的身体健康水平、就诊经历不同，其对于医疗行业的认知和了解差距是非常显著的，但在面对医生这样一个既陌生又有帮助价值的人时，患者最先关注的不外乎是医生的服务态度，比如医生的表情、语气，检查手法的轻重等。因此，医患关系这个概念对于多数普通人而言，基本可以转换成“医生对患者的态度”，或医生是否对自己“尽心尽力”。又由于医生在诊疗过程中精力大都放在病情的判断和治疗方法的选择上，其情感的流露未必会像其他服务行业的从业者那样令人心怡，加之其服务对象往往繁多，因而医生给多数人的印象就是医生和自己“关系一般”。在绝大多数情况下，患者为了尽可能多地获得医生的帮助，并不会太过在意医生的态度，所以在就医时对医患关系就不那么的敏感。

但对于医生而言，其评价医患关系的尺度并非患者的态度，而是患者的依从性。医生替患者做出的选择，无论是开的检查或是药物，遵循的都是临床上的“医学标准”。在治疗过程中，特别是一些特殊的治疗（如手术等）之前，医生一般或多或少都会向患方交代使用这种治疗方式的原因和目的。但当医生遇到患方的反对和怀疑时，就会自然地认为这是患方对医生的不信任和不尊重，继而将因此产生的不愉快视作医患关系紧张的表现。特别是医患双方沟通不足时，医生往往只在意医学知识的传授，试图通过减少医患间信息不对称来提升患方对医生的信任，而患方对医生不依从的真正原因却容易被医生忽略。这些原因大都不是出于医学上的考虑，而是患者做出自认为更有利于自己的博弈选择，与医生是无关的，只是医生并非这样想。

如果医生只考虑如何根据医学标准满足患者恢复身体健康的需求，却无法对患者的其他需求做出应对，那么这种隔阂可能会随着医疗活动的进行而逐渐凸显，甚至在某些情况下，如发生医疗差错时，演化成医疗纠纷。但是值得注意的是，不同地区的医患纠纷发生率的差异很大，若只考虑医生和患者个体内部因素的影响（如患者文化程度低，或医生服务态度差），似乎不足以解释这一差别。因而作用于整个医疗活动的外部因素也是十分关键的，我们有必要对这些因素一探究竟。

第三节 医患关系紧张的原因分析

当前医患关系紧张的因素大致有三个：其一是医方因素，其二是患方因素，第三是社会因素。下文将对这三个因素进行具体的论述。

一、医方因素

1. 医疗机构工作者自身存在问题

人是社会的一分子，人要想在社会上稳定地生活，物质收益是不可缺少的。没有物质收入是无法维持生存的，每个领域均有人在追求利益最大化。医生也是人，因此也存在一些医务工作者追逐金钱的现象，“胡乱开药、胡乱检查、过度诊治”等现象时有发生，致使病患认为他们是为了获取经济利益才诊治自己的病情，如果没有取得理想的治疗效果，便容易产生纠纷。

医生受到过专业的医疗知识教育，又有丰富的临床经验，大多普通人只是由于某一次的患病才来到医院，与医疗有了接触。医患间原本互不认识，是疾病将不认识的两者关联起来，因此唯有对疾病的认知形成一致意见，才可以构建互信关系。而部分医务工作者在和病患交流过程中未曾做好全面的告知、沟通，致使病患不能从医务工作者那里了解充分的有关本身疾病的信息，而是利用其他途径，譬如朋友（或许是医务工作者）、互联网平台等，如此得到的信息通常是不全面的，一旦和医务工作者的阐述有差异，便会降低对医务工作者的信赖感，并加以防范，降低了治疗效果。

医学模式已由过去的生物医学形式向“生物—心理—社会”医学模式转变，一种疾病的治疗，一方面依托医疗干预，另一方面还要依托心理干预。病患由一个身体健康的自然人变为了一名要用设备检查、药品乃至手术医治的病患，而病人的家人由一个普通的自然人变为了一个陪同者，离开了本职工作，天天在医疗机构拿检查结果、取中药跟西药、到食堂买饭、伺候病患吃饭，另外还需要承担形式各样的风险签字责任，必然对其心理上产生一定的影响。这个时候，医务工作者倘若对病患及其家属的关心不到位，没有及时与之交流、安慰，来引导其的心理状态，假如再在语言或者行动上不注意，就等同于推波助澜，导致危机产生。

同样的，医务工作者的首要身份也是社会的成员，然后才是医务工作者，每个人均会有失误，或者犯错误，可是因为医务工作者面对的是鲜活的生命，因此其的失误亦或错误通常被认为是不可容忍、不可原谅的。换言之，在很多人眼里，他们不可以犯一丁点的错误。一丁点的失误或者错误对于病患而言有可能是极大的灾难，同时是造成医患纠纷的直接要素。

2. 医学自身的缺陷与风险性问题

医学是个不健全的学科，其始终在疾病的后面，所以其必定具有滞后性，必定具有缺陷与相伴产生的风险。医学如同一把双刃剑，在治疗疾病的同时会导致新的伤害、严重的副作用甚至于生命的离开，可是人们通常忽视了此原理。医院探究的是繁杂的、有众多未知信息的患者，而人跟人之间是有较大差别的，通常会产生出乎意料的结果。

一个医生的成长历程是应该持续提升的过程，但是人们却要求医务工作者是十全十美的，不可以有任何的失误。医生见过了太多生命离开的画面，更懂得生命的宝贵。生老病死是自然规律，所以死亡是不可避免的一个过程，是客观存在的。可是病患将不愿意离世的期望亦或说是重担放到了医务工作者身上，此就要求医务工作者“做违反自然规律的事情”，这必定是无法实现的。

二、患方因素

1. 维权理念在加强

伴随社会的发展，法律制度的不断完善，信息网络的构建，病患的维权理念亦在持续增强，当其感觉自我利益受到侵害的时候，便会主动维护自己的权益，保障切身利益，可是因为诸多要素的制约，其采用的维护权益的措施并非法制规章，而是运用不理性的亦或粗暴的方式，造成多种恶性事件。

2. “仇富”心理

从古至今，我国人民均在寻求“人人平等，没有高低贵贱之分，没有富贵贫穷之分”的生活，当一些人将自己拥有的金钱高调炫耀的时候，人们便会对其产生一种仇视心理。当前，病患通过各种途径得到的信息便是医疗机构赚钱很多、医务工作者拥有大量财富，加之伴随经济的增长，物价的上升，各类费用，包含药品费用、检查费用、住院治疗费用等均在提高，病患，特别是情况危急的病患，在医疗机构必然会花费很大一笔开支，更深化了“医疗机构赚钱多、医务工作者拥有大量财富”的思想。在病患思想中，医疗机构与医务工作者是其眼中的“富”，对金钱的嫉妒是心理不正常的表现，但是人们常常会有意地寻找均衡此种心态的缘由。可是在医患关系中，如果医院或者医生出现失误，“仇富”的心理便会迸发，病患便会要求医方赔偿。以前有一个不良事件，病患家人就曾经说到：“医院每天赚那么多钱，即便医生没有出现失误，给我们一点钱，不行吗？”

3. 求财心理

当今社会，如果有老年人摔倒在地，路过的人均害怕被敲诈，不敢扶其起来，以致耽误了最佳的治疗时间。在过去，人们看到这种情况，经常会热心地将其搀扶起来，为何会变成现在的这种情况呢？这是因为一些人心理扭曲，为了追求金钱，采用了一些不正当的手段。“我明白你们医生的治疗并不存在问题，可是我就想要点钱。”“医生没有失误，我不需要跟他纠缠，我找的是院方。”“这钱要的太少了，早知道这么容易，就应该多找他们要点。”“医院给我这么少的钱，我特别亏。”听起来是多么荒诞的事情，可是这就是我们当今的社会。

以前，大部分纠纷病患均要求医院给出合理的解释，院方也通常向病患进行详细的解说，至多予以当事医务工作者一定的惩处，事情就可以了结。可是当今，病患如果拿不到物质赔偿，事情就不可能完结。常常采用打砸、放花圈、哭闹乃至砍杀等伎俩。部分人将尸体放到医院门口，以去世的亲属为筹码，向医院方面施以重压。“我们都明白，尸体拉走火化，医院就不可能给赔偿了。”“在我们老家，有一个病人死在了医院，赔偿了十多万。”把失去亲人的痛苦变成了“索要钱财”的筹码，此时，追求金钱的心理占了上风。暂且不论院方有没有失误，病患这种做法让人痛心，传承几千年的伦理在这里消失殆尽。

三、社会因素

1. 媒介报道夸大，负面报道导向

大范围地针对某个领域、某个群体进行负面报道，会让群众对该领域、该群体失去信赖，乃至产生仇视心理。负面报道的毁坏、瓦解、煽风点火作用不可小觑。部分节目的主要内容，或者是兄弟互相残杀，或者是夫妻互相提防，或者是姐妹老死不相往来，或者是继母虐童，都是负面报道，可是读者却引以为乐。

近些年，有关医疗领域的负面报道逐渐增多，究其原因大多是媒体也要有一定的收入，负面新闻能够提升收视率，能够引发人们的关注，媒体在不良事件的发生、发展过程中充当了火上浇油的角色，部分媒介不了解医疗卫生专业知识，妄自论断，给群众误导，让人们的认知产生了错误。此外，部分媒介为了获得可观的收益，乃至进行不实报道。医患纠纷负面新闻较大的冲击力与广泛的影响力已致使群众对医疗领域产生仇视的心理，医患间的信任有时真可以用“如履薄冰”来形容。

2. 处理力度薄弱，当“坏人”成本过低

当前尽管颁布了诸多法律规章来科学解决医患纠纷，可是因为部分机构在现实中处置不到位，想采用大事化小、小事化了的方式，可是通常仅

立足于病患层面考虑问题，而较少考虑院方的利益，在很大程度上助长了病患的“嚣张”，反倒对于事件的解决没有好处。

病患采用极端的行为给医疗机构正常的医疗秩序与声望带来了不可估量的损失，可医疗机构在事后却无法得到补偿，病患也通常无需承担有关责任。长久下去，病患宁肯当“坏人”，这是由于这样做的成本很低，如果事件能够取得成功，便会获得一笔可观的赔偿金。闹的程度越大，得到的赔偿金就越多，而即便最后病患得不到赔偿金，也通常只要不特别过分，就不用承担有关责任。

3.“医闹”团队构建，专业人士指导

医患纠纷数量的增多，导致“医闹”作为一种不正常的、奇异的职业也出现在人们面前。“医闹”并非病患自己或者家人，而是依托医患纠纷实施商业运行、谋取利益的第三方组织，其和病患是协议关系，运用多种方式，来扰乱正常的医疗秩序，推动事件向恶性方向发展，给医疗机构造成不良影响，让医院承受巨大压力，从中谋取利益。他们通常是医患纠纷的助力者，在很多医疗机构的门口，特别是停放尸体的地方，流窜着一拨人，一旦看到有人痛苦，便跟其了解详细情况，煽风点火，火上浇油，从中获利。他们是社会的阴暗面，是威胁社会安定的重要要素之一。

据了解，“医闹”有两种形式，一种是承包制，一种是提成制。前者指的是病患的预期值以上的金额归“医闹”拥有，后者指的是在得到的赔偿金中按照比例获取收益。“医闹”也在向着“专业化”方向发展，有这样的群体活跃在医院和患者中间，医患矛盾必定无法得到有效解决。

4. 补偿体系不全面

许多纠纷病患家中经济条件不好，从亲戚朋友中借钱来到医疗机构看病，无论病情怎样，预期值均较高。如果产生的结果不理想，病患通常无法接受。从纠纷的处理程序上不难看出，一些病患家人其实非常明白病患的最终结局，并非不能忍受病患离开的结果，而是忍受不了人财两空的局面，投入了却没有得到收益，钱花光了，可是人依旧没有治好，对于很多家庭而言，即便国家给报销一些，可是还是给家庭造成了很大的负担。

无论我们接不接受，医患纠纷都是客观存在的社会现象。2009 年，整个国家范围的医疗组织接诊 36 亿人次，近些年更是呈上涨态势，这代表着平均每个群众平均每年要去医院 3 ～ 4 次。这么巨大的群体中假如有 65% 的人对医院持不满态度，是十分可怕的。既然属于社会范畴的问题，就需要医院和患者还有社会其他力量一同努力，才可以得到最科学的解决，避免产生医患冲突。

第四节 医患关系的本质

2015 年“两会”期间，众多来自全国医疗卫生界的委员们再次聚焦医患关系，献言献策，希望通过法律法规的进步和完善来推动医患之间的和谐共处。事实上，早在 2014 年“两会”期间，就有 89 名政协委员曾共同签署过一个联名提案，希望国家能够对《中华人民共和国治安管理处罚法》和《刑法》等法律做出修改，重点是将可能发生暴力伤医的医疗卫生机构纳入到公共场所范畴之中。这个提案没有辜负委员们的期望，2014 年 4 月份，最高人民法院、最高人民检察院、公安部等五部委联合发布了《关于依法惩处涉医违法犯罪维护正常医疗秩序的意见》，第一次对在医院里违法的 6 种行为，与《治安管理处罚法》中列举的犯罪行为进行有效的解释，为医疗暴力伤医事件的量刑判罪提供了重要的法律依据。2015 年 8 月，《刑法修正案（九）》得到全国人大常委会的表决通过，这意味着“医闹医暴”已正式入刑。

平心而论，完善法律规则、加大执法力度在一定程度上确实有助于维护医患关系的持久与稳定，但惩处性的法律对和谐医患关系的构建恐怕是有些力不从心的。这是因为，医患之间的矛盾还没有得到根本的解决。诚然，对于那些威胁或伤害医务人员的人身安全，或扰乱医疗卫生机构公共秩序，以及破坏医疗卫生设施设备和影响其正常运转的“野蛮行径”，依法将肇事者予以惩处当然是一个法治社会义不容辞的责任。然而，医患关系的紧张大多数情况下并不是以这种激烈的形式表现出来的。譬如，家属斥骂医生，甚至对医生做点“小动作”，显然已经对医务人员的职业和个人尊严造成了侵犯，对其正常工作状态造成了干扰，却又够不上违法犯罪。这时候医生有必要拿起法律武器与之抗争到底吗？

笔者举一个发生在上海的案例。2014 年夏天，某儿童医院的一名青年骨科男医生正在诊室里为患儿们看病。这时，诊室里突然闯入了一名年轻的妇女，她竟无视他人的排队，直接要求这位骨科医生立即为其骨折的女儿治病。医生见她插队，本来就颇为反感，仔细一问，原来小女孩居然连号也没有挂。不挂号，就没法给她开单子、做检查，于是这位骨科医生就请这位妇女先去挂号。没想到她却以女儿病急为由，固执地坚持让骨科医生先为自己的女儿看病。双方一时争执不下，甚至不知怎么的还爆发了一点儿肢体冲突。冲突中，妇女抓伤了医生的脸。骨科医生随即报了警，并在警察的陪同下去医院里查验了伤口，所幸的是伤情不重。当晚，骨科的科主任在微信上发表了一个声明，称事件在得到合理处理之前，她所在的科室拒绝继续为患儿提供医疗服务。此事一经报道，很快在社会上引起了一片热议，大家纷纷议论，作为人民的生命守护者，“白衣天使”们到底有没有权利对患者说“不”？

笔者之所以举这个例子，是因为它非常纯粹地体现出了医患关系的紧张。这起事件中，事态还没有来得及发展到医疗费用的赔付或事故鉴定等人们所熟知的医患矛盾问题，医患双方就已经走向了尖锐的对立，所以严格地说，这次的冲突实际上不属于医患纠纷的范畴。但是，这样的例子在临床上是很常见的。事实上，医患矛盾在本质上作为哲学意义上的“矛盾”

的一种形式，本来就不一定非得发生“医暴”或“医闹”，因为毛泽东同志说过，“对抗是矛盾斗争的一种形式，而不是矛盾斗争的一切形式”，就是这个道理。

可见，和谐医患关系的构建，不能太依赖于立法，特别是在医疗体制改革尚未取得明显成效之时，它还是需要医务工作者们自己的用智慧和毅力去努力实现。可怎样来解决这个问题呢？一般而言，用支撑医学人文的三门支柱学科的观点，即法学、心理学和伦理学看问题的视角，可以医患关系中的许多问题做出较为合理的分析，从而找出解决方案。不过，这也有例外。

我们回到上面的这个案例，在这起事件中，由于事情发生得太过突然，且事件本身造成的影响比较轻微，如果简单地运用单一学科的知识似乎很难对该事件做出一个比较好的解释。从法律的角度看，这位女士求医心切，情急之下伤到了医生，但验伤结果下来连最轻一级的赔偿标准都没有达到，法律好像“管不到”；从心理的角度看，这位女士因为女儿受伤产生了心理性应激，所以情绪一时难以自控，理论上医生有安抚的义务，但考虑到她的应激比较强烈，要求一位骨科大夫在短时间内控制下她的情绪实在有些苛刻，心理好像“管不了”；从伦理的角度看，医生要本着“患者至上”的原则为患者服务，但当时在这位女士之前还有其他伤情更重的患儿在等待处理，骨科医生就陷入了两难的处境，不过论及公正性，男医生坚持女士去挂号、排队合情合理，这样伦理好像也“管不好”。

为什么医学人文的三门学科对此都没了辙？这是不是说医生的拒诊是合理的？俗话说，“杀鸡焉用宰牛刀”，其实对于这起事件，没有必要用太专业的医学人文知识来解决，因为它连医患纠纷都算不上，而更像是一种普通人际社会关系间的摩擦。因此，我们只需要重新思考一下医患关系本身的特质，从医患关系自身的特点出发，就不难对此事做出判断。

首先，医患关系的本质是什么？我们知道，医患关系是在疾病的诊断、治疗和护理等医疗行为过程中产生的社会关系，在这个过程中，始终存在的是患方的医疗需求与医方相对不能满足这种需求之间的矛盾。而对于这种矛盾的表述，不同的学科有着不同的方式：从经济学的角度上说，我们可以把医患关系看作是一种市场上的供求关系，即患方通过货币向医方求得医疗服务（商品），医方通过消耗仪器设备和药物等物质材料以及提供医学技术支持来满足患方的需求，同时取得货币，用于自身规模的扩大和医疗服务的再生产；从法律上说，医患关系是一种医疗契约关系，因为它可以看作是由“要约”（例如患者的挂号）和“承诺”（例如医院给患者挂号单）共同构成的一种协议（当然，前面讲过医患关系是一种特殊的契约关系）；而从伦理学上说，医患关系也是一种信托关系，由于患方的医学知识和能力的缺乏，患方对医方抱着极大的信任而将自己的生命和健康甚至隐私等都交托给医方，其目的是还为了获得医疗需求的满足。

既然医患矛盾是患方的医疗需求与医方相对不能满足这种需求之间的矛盾，那么缓和和消解医患矛盾的办法就是让医方尽可能地满足患方的医疗需求。所以，“拒诊”应不应该？答案不言自明。实际上，本案例中出现了两次“拒诊”。科室主任发表的“拒诊声明”是一次，但其充其量不过是一种姿态性的表述，没有产生任何的实际后果；还有一次拒诊则发生在事件当时，即男医生拒绝给不挂号还插队的年轻妇女的女儿诊疗。女士的医疗需求没有得到任何程度上的满足，所以医患矛盾的激化就一直在向着“量变”的方向发展，遇上医患沟通不畅等情况时，就有爆发冲突的可能。因此，对于这起事件，笔者给出的建议是，尽管患者没有挂号也没有排队，但医生起码得简单地看一看、查一查、问一问，向患儿的母亲交代一下患儿病情严重程度的判断，暂时满足患方的第一需求，再诚恳地请女士快去挂号，以满足患方的其余需求。其实在临床诊疗上，特别是对于急诊大夫而言，挂号、排队本来就不是绝对的：万一这个小女孩已经发生了创伤性休克呢？急诊大夫是不是得马上开展抢救？如果医生排除了发生紧急情况的可能，那么把他的判断告诉家属，就等于减轻了她的心理负担，从另一个角度来说，也是有利于医患矛盾的缓和的。

其次，医患关系的范围是什么？我们现在都知道，医患关系中，“患”不单指患者本人，同时也包括了患者的代理人，比如家属；而“医”也不单指接诊医生，而是处理患方的整个医疗团队。这种认识是目前公认的医患关系范围上的认识。但笔者要提出的是，医患关系中的“患”不仅可以指某一个患者和其代理人构成的群体，还应该包括不同的病患团体。准确地说，医患关系不仅是一个医疗团队和一个患方之间的关系，因为一个医生同时可以处理多位病患的需求，所以医患关系还应该是一个医疗团队和其所负责的多个患方之间的关系。这就好比师生关系，就是一个教学团队和多名学生之间的关系，是一种“一对多”的关系。

为什么要把“一对一”的医患关系，看成是“一对多”呢？将医患关系看成是“一对多”的关系，可以达到一个非常好的效果，即能更好地发挥“共情”。现在，病人总是抱怨医生与自己交流的时间太少了，所以感觉医生是冷漠的。医患沟通缺乏有其不可阻抗的客观因素在作用，但患者和患者相互之间却有着沟通的可能。所谓“同病相怜”，又所谓“久病成良医”，如果病友们能聚在一起，他们就可以自发地相互分享得病治病的经验，并相互鼓励，从一定程度上缓解了医患信息不对称和沟通缺乏的问题。同时，病患在一起还能相互监督，相互形成制约，减少“无理取闹”的发生率，因为纵容别的病患对医生的无理，就有可能妨碍自己诊疗的正常开展。在本案例中，骨科医生面对突如其来的“闯诊”，的确陷入了两难的处境。但如果他能征求一下手头上的病人的意见再做决定，情况可能就大为不同。如果排队的病人都同意让女士插队先诊，那么医生就没有了伦理上的压力，给小女孩先简单检查一下便是。如果这些病人反对，那么此时医生就可以“借力打力”，和反对的病人联合起来共同劝说女士按程序就诊，原本的医患冲突就完全可以避免。

尽管这起医患冲突事件只是个案，但它却更真实地反映出了医患关系紧张的常态。必须明确的是，医患关系不同于其他一般社会关系之处在于，医患关系只是医疗卫生行业中诸多关系的一种，它会受到行业中其他部门和机构，甚至是与医疗健康产业有关的市场中的各种影响。在卫生行政部门、医疗器械及药品生产和销售机构、医疗保险机构等多方面的影响下，患者医疗需求的满足程度并不仅由负责诊疗的医疗团队说了算，而是呈现出一种不稳定性。现在很多医务人员对医患关系的紧张感到无助，喜欢从体制上找原因，其实主要还是源于医方复杂的内外矛盾尚未得到妥善的处理。因此,除了加快推进立法以外,建立具有中国特色的“医—药—保—管”生态圈，推动医疗卫生行业的良性发展，是构建和谐医患关系背后更深层次的一个课题。

第五节 社交媒体发展的特质

随着互联网信息技术的飞速发展，越来越多的传统产业融入互联网的发展大潮，众多互联网创业公司、新兴产业也应运而生。为了迎合互联网信息技术产业的发展趋势，众多企业都聘请了社区管理员和社交媒体战略员，结合企业的发展现状，完善相应宣传问题，加大社交媒体普及率，提升企业的市场影响力，进而帮助企业在激烈的市场竞争中占据主导地位。

相比于西方发达国家，我国社交媒体仍处于发展的初级阶段，缺乏健全完善的行为监管体系，信息市场上社交媒体冗杂，相应的工具、程序以及功能不清晰，严重阻碍了社交媒体的可持续发展。

反观西方发达国家社交媒体的发展现状，如 Twitter、Facebook 等，在信息共享的基础上，积极为社会大众提供基础的服务。现阶段，社交媒体俨然成为我们生活中不可或缺的重要组成部分，极大地改变了人们传统的生活方式、思维模式，同时也进一步强化了人与人之间的交流。

新技术的诞生必定伴随着新的管理方式，引入互联网初期，众多企业、销售商以及用户对其持怀疑态度，这与人们对于互联网的认知程度有着必然的联系。时至今日，互联网已经成为市场发展中的重要组成部分，任何一个应用程序都会涉及到互联网操作。相比于“眼球经济”，人们更加青睐于精准投放，因为它比实际推广的效益更高，与生产营销利润最大化的目标相符。在实际研究的过程中，我们发现互联网处于发展瓶颈，传统的功能体验已经无法满足用户的个性化需求，社交媒体改革势在必行。

社交媒体发展过程中的“以人为本”并不是单一的“用户”“消费者”或“客户”，而是将用户生活化的元素融入到社交媒体中。随着互联网信息技术的飞速发展，人们对于个人信息的保护意识也有了显著的提升，自我表达的过程中也在寻求多种不同的途径。而在新模式构建的过程中，能否成功并不是衡量其价值的主要因素，勇于创新才是核心所在。

值得注意的是，传统社交媒体发展的过程中，功能和应用的过度融合失去了社交媒体的本真，逐渐背离了用户的需求。无论是线下社交媒体，还是线上社交媒体，都需要立足于网络维护，保障社交媒体的正常运行。通常情况下，我们在衡量社交媒体价值的过程中，都会将一些有意义的话题融入进来，在特定的时代背景下，对社交媒体适用的范围进行深入的分析，关联性强就是其中最为显著的特点。

例如，Friend Freed 是一个集应用程度和访问目的于一体的社交平台，从实际操作来讲，Friend Freed 和维基百科一样，界面交互性极差，但它仍然能够在激烈的社交媒体行业中飞速发展。深入分析，我们发现：当人们在试图通过社交软件与外界取得联系时，常常会被社交渠道的多样性所困扰，在这个过程中，Friend Freed 精美的设计、灵活的搜索方式给予用户良好的体验，即便它的界面交互性差，仍然不妨碍用户的体验。在社交媒体的支持下，人们会根据自身的实际需求，在网络生态系统中寻求自我生命的表现。

有调查数据显示：2009年第一季度，iPhone全球销量高达440万部，相比于同行业其他竞争对手，iPhone无疑有着得天独厚的优势。此外，谷歌的Android和Palm也都在努力提供跨平台的应用以及服务。正是由于社交媒体与手机、网络的融合，进一步提升了用户服务感知度，进而充分彰显出跨平台体验的价值。

社交媒体发展的过程中，势必涉及到大量的相关社交网络。对于用户而言，相关社交网络的访问能够解决实际问题。用户衡量投资回报的过程中，会以社交网络的影响力、获得答复的耗时、满意程度以及相关评价为基准。

社交媒体的介入，极大地改变了人们传统的生活方式和思维模式，在这个过程中，人们逐渐开始对社交信息进行必要的梳理。在社交媒体应用的过程中加入云计算计划，通过视频添加标签、归档对话内容等方面，最大程度上满足了用户对于信息相关性的需求,从而提升用户的服务感知度。

随着社交媒体的飞速发展，各大公司都开始加大社交媒体的投资力度，试图借助社交媒体进一步扩大自身的市场影响力，进而帮助企业在激烈的市场竞争中占据主导地位。

相比于传统产业，社交媒体最大的优势在于综合信息平台。大量的聚合平台，将市场资本高度聚集在此，在为投资者提供发展项目的同时，也能够吸引大量的外来投资商，个性化广告的投放为社交媒体积累了大量的资本。除此之外，社交媒体在与投资商建立合作关系的过程中，线下实体经销商也在积极寻求与社交媒体的合作，旨在通过社交平台加大商品宣传力度，提升企业的核心竞争力，这是一个互利共赢的战略发展。

社交媒体发展的过程中，应该注重培养各年龄层、各地区的用户，这也是社交媒体可持续发展的前提保障。如东南亚国家以及德国、俄罗斯、巴西等容易全面普及的国家，应该进一步加大社交媒体的宣传力度，明确各个国家、地区社交媒体的发展现状，最大程度上满足用户的个性化需求。

即便如此，在市场经济飞速发展的当代社会，社交媒体如果无法寻求突破，势必会被外来竞争所淘汰，体制改革势在必行。新型的社交媒体是以用户体验为导向，即将“整体产品”融入到用户的实际生活中，如手机、网络等，提升用户的服务感知度。此外，新型社交媒体发展的过程中，能够结合自身的发展现状，根据用户的实现需求设计相关的应用程度和服务功能，并且这些基本服务不会受到时间、空间的影响，最大程度上满足用户的个性化需求。

第六节 中国社交媒体的发展历程

社交媒体（social media）指一系列建立在 Web 2.0 的技术和意识形态基础上，允许用户自己生产内容的创造和交流的网络应用。此处的意识形态是指软件开发者和最终用户开始把万维网当作这样一个平台来使用：内容与应用不再由个体创造和发布，而是经由参与式、协作式之路持续不断地被所有用户所改动和调整，由此产生了 Web2.0 时代特有的“参与、公开、对话”的特性。

在社交媒体上，用户可以制作个人简介，通常包括照片和兴趣清单，向朋友发出请求，得到确认之后形成朋友圈。有些站点提供多种额外服务，如写博客，建用户群，上传照片、音乐和视频，即时聊天等等。通过网站交友、分享、线下聚会，社交媒体成为现代人不可或缺的社区生活的一部分。

社交媒体背后的理论依据是“六度分隔理论”。简单地说，“六度分隔”是假设，通过一个朋友的网络，最多只需经过六步，就可以找到世界上任何一个人。这一假设被称作“小世界问题”。1967 年哈佛大学的心理学教授斯坦利·米尔格拉姆（Stanley Milgram）根据这个概念做过一次连锁信实验，尝试证明平均只需六个人就可以联系任何两个互不相识的美国人。这个人际联系网理论虽然不无争议，但它其实并不是说任何人之间都必须通过六个层次才会产生联系，而是表达了一个重要概念：任何两个素不相识的人之间，通过一定的中介方式，总能够产生必然联系，并由此形成社会性网络。

社会性网络本是一种让相距遥远的人们得以互动的十分古老而普遍的机制，它在网络时代变得流行开来。自从21世纪初以来，伴随着友好的界面，人们跟踪朋友、熟人和家人的生活，进入社会性网络的人呈几何级数增长。商业机构试图发掘其中的商业价值，因为这样的网络可以用来向有着相似兴趣的人们进行消费推荐。

中国社交媒体的发展分为四个主要阶段：

1. 早期社交网络——BBS时代

社交网络是从Web1.0时代的BBS逐渐演进的。BBS是一种点对面的交流方式，淡化个体意识而将信息多节点化，并实现了分散信息的聚合。1994年5月中国第一个论坛——曙光BBS成立，除了基本信息发布功能外，还包括现在的网络社区、即时消息、聊天室等多种常见的网络交流形式的雏形。论坛的诞生，打开了一种全新的交互局面，普通民众可以利用论坛，与陌生人进行互动，而不仅仅是被动接受媒体信息。天涯、猫扑、西祠胡同等都是BBS时代的典型产品。

2. 休闲娱乐型社交网络时代

经历了早期BBS阶段，社交网络凭借休闲娱乐功能取得了长足发展。2004年，复制线下真实人际关系到线上进行低成本管理的Facebook诞生，社交网络正式迈入了Web2.0时代。受到国际社交网络发展的影响，中国社交网络产品相继出现，它们形态各异，百花齐放，包括视频分享、SNS社区、问答、百科等。2005年成立的人人网、2008年成立的开心网，拉开了中国社交网络的大幕。这段时间大体跨越了2006～2008年3年，VC/PE（民间资本）在此间经历了大幅投入之后，2008 年进入缓步投入阶段。

3. 微信息社交网络时代

2009 年 8 月，新浪推出微博产品，140 字的即时表达，图片、音频、视频等多媒体支持手段的使用，转发和评论的互动性，使得这种产品迅速聚合了海量的用户群，当然也吸引了众多业者（如腾讯、网易、搜狐）的追随。这种模式将广义社交网络推向投资人的视野。随着移动互联网的发展，微信息社交产品逐渐与位置服务等移动特性相结合，相继出现米聊、微信等移动客户端产品。另外，不容忽视的是 SoLoMo（Social、Local、Mobile）时代，社交功能逐渐成为产品标配，已经无法准确区分社交产品的范围。

4. 垂直社交网络应用时代

垂直社交网络应用并非是在上述三个社交网络时代终结时产生的，而是与其并存。目前，垂直社交网络主要与游戏、电子商务、职业招聘等相结合，可以看作社交网络探究商业模式的不同尝试。垂直社交网络的强联系、小圈社交概念不断放大，基于共同兴趣的需求被细分出来。

第七节 中国主要社交媒体介绍

1. 腾讯 QQ

腾讯 QQ，是腾讯公司于 1999 年 2 月 11 日推出的一款免费的多平台即时通信软件，支持文字、语音和视频聊天，还附带有邮箱、游戏等服务。目前，腾讯 QQ 为中国最多人使用的即时通信软件和网络社区。2010 年 3 月，腾讯 QQ 同时在线用户数突破 1 亿，这是人类进入互联网时代以来，全世界首次单一应用同时在线人数突破 1 亿。2014 年 4 月 11 日，QQ 同时在线用户数突破 2 亿。

2. 新浪微博

新浪微博是一个由新浪网推出，提供微型博客服务的类社交网站。用户可以通过网页、WAP页面、手机客户端、手机短信、彩信发布消息或上传图片和音视频。用户可以将看到的、听到的、想到的事情写成一句话，通过电脑或手机随时随地发送给朋友，一起分享、讨论；还可以关注朋友，即时看到朋友们发布的信息。截至2014年3月，微博月活跃用户1.438亿，日活跃用户6660万，其中包括大量政府机构、官员、企业、个人认证账号，开放的传播机制使新浪微博成为中国的“公共议事厅”。

3. 微信

微信是腾讯公司于2011年1月21日推出的一个为智能终端提供即时通信服务的免费应用程序。微信支持跨通信运营商、跨操作系统平台通过网络快速发送免费（需消耗少量网络流量）语音短信、视频、图片和文字，同时，也可以使用共享流媒体内容和基于位置的社交插件“摇一摇”“漂流瓶”以及“朋友圈”、公众平台等服务。用户可以通过“摇一摇”“搜索号码”“附近的人”以及扫二维码方式添加好友和关注公众平台，同时可以将内容分享给好友以及将看到的精彩内容分享到微信朋友圈。2014年10月，微信在全球拥有超过约6亿注册用户，其中包含约4.4亿活跃用户。

4.QQ空间

Q-zone（QQ空间）是腾讯公司于2005年推出的一个网志系统，包括说说、日志、分享、相册、视频、留言板、音乐盒、互动、个人档等功能，另外还有应用中心，有许多第三方应用接入其中。著名的应用有QQ农场、QQ牧场、QQ餐厅、抢车位、洛克王国等。同时有大量装饰物品如首页动画、皮肤、导航栏、漂浮物、花藤等，虽然有免费物品，但要想拥有所有装饰需要用Q币付费。针对Q-zone用户腾讯推出了黄钻业务，黄钻可以独享Q-zone装饰免费或折扣、大容量相册、个性域名申请等特权。2013年，QQ空间活跃账户达到6.2亿，成为世界第三大社交网站，遥遥领先于中国其他社交网站。

5. 人人网

人人网原名校内网，刚建立时一个最重要的特点是只允许拥有特定大学的 IP 地址或者大学电子邮箱的用户注册，这样就保证了注册用户绝大多数都是在校大学生。用户注册之后可以粘贴自己的照片、更新状态、撰写日志、留言等。网站鼓励大学生用户实名注册，上传真实照片，让大学生在网络上体验到现实生活中的乐趣。但在发展后期，人人网成为向所有中国互联网用户提供服务的 SNS 网站。

6. 豆瓣

2012 年豆瓣月度覆盖用户超过 1 亿。豆瓣的核心用户群是具有良好教育背景的都市青年,包括白领及大学生。在豆瓣上,用户可以发表有关书籍、电影、音乐的评论，可以搜索别人的推荐。所有的内容、分类、筛选、排序都由用户产生和决定，甚至在豆瓣主页出现的内容也取决于用户的选择。同时，用户也可活跃于豆瓣小组、小站，对吃、穿、住、用、行等进行热烈的讨论，并热心参与各种线上、线下活动。

7. 知乎

知乎是一个真实的网络问答社区，连接各行各业的专业人士。他们分享着彼此的专业知识、经验和见解，致力于提供高质量的信息。知乎网站 2010 年 12 月上线，在前两年，采用邀请制注册方式。2013 年 3 月，知乎向公众开放注册。不到一年时间，注册用户迅速由 40 万攀升至 400 万。从产品设计看，用户在社区内提出问题或解答，还可以 Follow 其他用户、问题和话题，以便从关注人和关注事两个不同维度来更好地发现内容。对于问题答案，用户可以用类似 Digg 的支持机制，给好的答案投票，将其顶到页面靠上的位置。任何人都能编辑任何人的提问，是知乎的一大特点。

8. 陌陌

陌陌是北京陌陌科技有限公司于 2011 年 8 月推出的一款基于地理位置服务的社交应用程序。通过陌陌免费的智能手机客户端，用户可以向附近的其他用户发送免费的文字、图片和声音，以及当前的地理位置消息，也可以参与组群讨论或在当前位置签到。2014 年，陌陌正式宣布，截至 6 月 30 日，总注册用户突破 1.48 亿，月度活跃用户超过 5234 万，陌陌总群组数超过 356 万。截至 7 月 10 日，陌陌总用户数已经超过 1.5 亿。2014 年 11 月 8 日，陌陌公开向美国证券交易委员会提交 IPO（首次公开募股）申请，拟融资 3 亿美元。

9. 友秘（无秘）

友秘（无秘）是一款匿名社交软件。其功能有：基于通讯录的匿名状态和图片，可以窥探朋友私密的一面，看看朋友们发的秘密、八卦、爆料、真心话；有严格的隐私保护，完全匿名与朋友互动，发表秘密、评论和私信都是匿名的；可以创建和加入匿名群聊，释放另一面的社交人格；阅后即焚：发图传照，看完之后可自动销毁；发现附近的人的秘密，浏览 100 米～ 5 公里内的人所发的秘密、八卦、爆料、真心话。比达咨询数据中心 2014 年 8 月底对主流匿名社交软件在九大移动应用分发平台上的下载量做了统计分析，友秘累计下载量为 1326.7 万次，远超其他匿名社交 App 的下载量。有机构分析认为，匿名社交市场大局已定，友秘牢牢把握了九成市场份额。

10. 优酷和土豆

优酷由古永锵于 2006 年 12 月 21 日正式推出，模仿 YouTube 的商业模式，主打 UGC 用户生产内容。但当它聚拢人气之后，发现如何盈利遥遥无期，遂将 YouTube 模式改为 UGC+Hulu 模式。Hulu 是 2007 年由美国三大广播电视网联合投资的视频网站，提供机构制作的正版影视节目，主要吸引广告收入，2009 年便开始实现盈利。2010 年 12 月 8 日，优酷网在纽约证券交易所正式挂牌上市，带着的概念是“Hulu+Netflix”。目前它已发展成为国内网络视频行业的领头羊，在全球中文应用中排名第三（第一为 QQ，第二为微信）。然而，据其财报显示，其营收主要来源于商业广告

（Hulu模式），直接向用户收费模式的收入几乎可以忽略不计。迄今优酷仍未实现盈利。

土豆网于2005年4月15日正式上线，是全球最早上线的视频网站之一，是典型的UGC模式。“每个人都是生活的导演”是土豆从创立第一天始的价值观。土豆相信年轻人的想象力、创造力，相信土豆的平台能帮助年轻人创造出更多、更好的影像作品，来表达自己对生活和这个时代的看法。同时，土豆提倡尊重每个人的个性，尊重每个人自主地选择自己的生活，成为自己成长的导演。

第八节 社交媒体将会怎样影响中国医生

随着互联网信息技术的飞速发展，人们传统的生活方式、思维模式都发生了较大的变化，在这个过程中，传统的医疗服务也在积极寻求突破。对于我们而言，需要思考的是社交媒体是否会影响到医生的职业生涯发展？中国未来的就医环境是否会受到社交媒体的影响？社交媒体会通过何种方式应对我国患者教育事业的发展？

社交媒体（Social Media）即社会性媒体、社会化媒体、社交性媒体。从功能上看，社交媒体是一个交流、共享、撰写以及评价的开放性平台，网民们能够在社交媒体上发布、贡献、提取或者创造新闻资讯。良好的信息交流平台极大地丰富了人们的日常生活，在互联网信息技术的支持下，人们的沟通、交流不再受到时间、空间的限制。现阶段，社交媒体主要包括以下几种形式：社交网站、微信、微博以及论坛等等。

作为高知识层次群体，医生对于社交媒体并不陌生，实际生活中我们会发现众多医生都会在个人微博、博客、微信公众号或者网站论坛上共享一些自己的观点。此外，还有部分医生通过网络问诊的形式，强化与患者之间的交流。基于现状，我们应该思考的是：医生是否应该积极迎合社交媒体的发展趋势，还是沉着思考，实现传统问诊模式与社交媒体的完美融合？

社交媒体是否能够提升医生问诊效率，改善医患关系，这点值得我们思考。

针对社交媒体，医学界存在两种不同的看法：部分医生认为社交媒体能够强化不同医院之间的合作交流，优化优质医疗资源的配比，充分了解患者的实际情况，进而帮助医生做出更为准确的医疗诊断。部分医生认为：过度使用社交媒体，使得医生无法全身心地投入到实际问诊中，与医生的职业道德相违背。调查数据显示：24% 的医生每天至少一次登录社交网站，60% 的医生认为社交网站有助于强化对于患者的认知程度，最大程度上满足患者的个性化需求。

近年来，因社交媒体出名的医生不在少数，如“急诊科女超人于莺”，2011 年 10 月 7 日开通微博，截至 2016 年 10 月，粉丝数量累积到 314 万，共计 1600 多条微博。其中有一条微博是这样写的：“还有什么好玩的，统统上吧！”微博内容多为生活细节，也包含部分急诊科的故事，虽然都是些微不足道的事，但都透露出她对生活的热爱。从她的微博中，我们可以和她一起体验生活中的喜怒哀乐，时而捧腹大笑，时而感伤涕零，总之都是满满的正能量。

绝大多数患者就诊的过程中，都希望与医生建立良好的伙伴关系。对于医生而言，社交媒体的介入虽然极大地方便了医患之间的交流，但也在一定程度上曝光了医生的个人生活。如此一来，医生就会考虑：“患者和自己建立友好的关系，是不是另有所图？”在社交媒体的作用下，医生的工作和生活的界限变得更加模糊了。大部分医生表示：除非自己和患者之前就认识，有私交，否则就会拒绝患者的好友请求。当然这也不是绝对，也有医生愿意接受患者的好友请求，旨在更为全面地了解患者的实际情况，为医疗诊疗的准确性打下坚实的基础。

社交媒体发展的过程中，势必牵扯到个人隐私问题和法律问题，如医生在社交媒体上就患者的案例展开激烈的探讨等。相比于医院内部的会议室，Facebook、Twitter 等公众性社交媒体上，形形色色的网友，无法保障有人会非法使用相关信息，进而为患者的合法权益带来较大的负面影响。即便医生在讨论的过程中没有提到患者的名字，但如果有人深入调查，将病情和相关患者进行对比，很容易曝光患者的个人信息，如此一来，医生乃至医疗结构的社会公信力都会受到牵连。

2011 年 4 月 22 日，国家卫生部办公厅发布了《关于做好 2011 年医改新闻宣传工作的通知》，明确指出医疗机构发展的过程中，需要充分利用社交媒体，利用互联网的优势资源，提升医学科普知识的教育和传播力度，做好舆论引导工作，从而树立良好的公众形象。这也是我国政府首次肯定了微博对“新医改”的宣传价值，同时也是“社交媒体”新医改的开端。

随着社交媒体的发展程度逐渐加深，越来越多的政府机构都相继开通了个人微博、微信公众号等，如央视新闻联播，每次新闻播报结束之后都会给央视官方微博“打广告”。基于现状，有学者提出了“网络医生”的概念，即借助社交媒体的平台，为患者提供在线就诊服务，但“网络医生”的合理性、合法性问题还有待进一步核实。新医改中社交媒体的介入将会带来哪些方面的影响？是否会影响医疗职业发展方向？

绝大多数网友对“网络医生”持开放态度，认为网民能够在网上免费向专业的医生提问，相比于传统的问诊模式，在线问诊不会受到时间和空间的限制。但我们不禁要问，如果所有的在线问诊都是免费的，那么医生怎么养活自己，怎么养活家庭？在线问诊的目的在于患者分流，优化医疗资源配比，并不在于取代传统的问诊模式。试想，如果政府加大“网络医生”的扶持力度，根据“网络医生”的应答量进行收费，从某种程度上将属于合理交易，但如果过多的患者集中到网上，势必将会进一步加剧看病难和看病贵问题。

其实，“网络医生”的价值更多体现在健康咨询上，线上医生需要持有医学健康咨询资质，相比于医院门诊，网络健康咨询的过程中“网络医生”不需要承担任何法律责任。对于政府而言，健康教育过程中的经费支出属于公益事业的范畴，政府职能有责任节省公共卫生开支、做好疾病预防工作、控制发病率以及提升疾病治愈率等。此外，还有人建议设立同城家庭医生平台，在社交媒体的支持下，使得家庭医生 + 网络医生＝网络全科医生，充分利用医生的专业医学知识，为民众提供基本的医疗服务。从医改的角度来讲，尝试任何模式都只是一个新的开始，“让医疗服务下沉”势必需要不断的探索，尝试尽可能多的办法，从而找出适合我国基本国情的方式方法。

随着医改和社会媒体的发展程度逐渐加深，无论医生是否愿意迎合社交媒体的发展趋势，社交媒体都会对医疗活动未来的发展产生直接的影响，这点毋庸置疑。对于政府职能部门而言，需要强化医疗机构对于社交媒体的认知程度，寻求与社交媒体的完美融合，从而提升现有的医疗服务水平，为我国医疗产业的可持续发展打下坚实的基础。

第九节 国内热门移动医疗类 App 观察

移动医疗，也称移动健康，即 Mobile Health，国际医疗卫生会员组织 HIMSS 给出的定义为：就是通过使用移动通信技术——例如 PDA、移动电话和卫星通信来提供医疗服务和信息，具体到移动互联网领域，则以基于安卓和 iOS 等移动终端系统的医疗健康类 App 应用为主。

随着移动互联网以及电子商务领域的飞速发展，移动医疗已然成为了下一座“金矿”，一项潜力巨大的“朝阳产业”。目前国内市场上比较主流的医疗 App 有：好大夫在线、春雨医生、快速问医生、好心舒冠心病管家、大姨妈、医口袋、过日子等等。

一、好大夫在线

1. 基本信息

好大夫在线网站创立于 2006 年，隶属互动峰科技（北京）有限公司，是目前中国最大的医疗网站，好大夫在线旗下有两个 App 产品，一个是好大夫在线（患者版），另外是一个好大夫（医生版），该 App 的最早发布时间为 2011 年 9 月。

2. 优势

（1）在这个客户端上收录了 3 千家正规医院以及 30 万位大夫，拥有一个庞大的健康信息咨询空间。

（2）患者可以在平台上用手机注册一个账户，这样足不出户就直接可以向各家医院的专家咨询相关的问题。

（3）在 App 首页可以看到两个查找方式，一个是“按疾病查找”，一个是“按医院查找”，这样对于患者来说，可以马上找到相应的医生，可以马上就近就医，非常方便。

（4）另外在“按医院查找”的二级链接里，分的地区也很细，将各个省市的一、二、三级甲等医院都系统地罗列出来，让患者可以先咨询就近的医院的专家，如果有需要可直接到该就近医院做相关的检查。

（5）在 App 首页有一项“预约转诊”功能，这一模块可以让患者根据病情的严重性直接转入到上一级医院及医疗机构进行救治，这样可以省去很多个人转入及转出医院时的相关繁琐事项。

（6）在一级链接中有一个“专家观点”模块，里面针对很多常见病进行了详细讲解，并且有各个医院的专家针对一些特殊病例进行分析，这样可以让患者更加直接地了解一些常见病的症状及相关的预防措施。

二、春雨医生

1. 基本信息

开发公司：北京春雨软件有限公司，平台上线时间：2012 年 5 月 4 日。

2. 平台优势

拥有目前世界上最全的移动疾病数据库，所有疾病数据均出于权威医典与官方数据库。

3. 基本功能

用户可以通过手机客户端对身体进行“自查和自问”，支持通过症状或疾病名称双重方式进行信息查询。另外可以通过语音、文字、图片、电话的途径向春雨的在职医生提问，他们将指导用户就医、诊疗。甚至还可以为通过导航寻找到附近药店。

三、快速问医生

1. 基本信息

开发公司：珠海健康云科技有限公司旗下 120 健康网、有问必答网、爱爱医网联合共同研发。开发时间：2011 年。

2. 基础功能

（1）问医生：最简单、最快速咨询健康问题；

（2）搜答案：海量病例快速解决健康难题；

（3）查疾病：最全面、最权威的疾病数据库；

（4）找医生：便捷查找全国数十万专业医生；

（5）找医院：提供方便、快速的就诊路线；

（6）逛圈子：共同话题凝聚健康生活经验。

3. 优势

（1）有 30 万认证医生在线即时回复患者问题，问题回答真实性有保障。

（2）不用挂号就可以随时随地通过自己的手机快速咨询全国各地的爱

心医生。

（3）该软件整合了有问必答网、120健康网、爱爱医等诸多医疗资源，所以资源更丰富，疾病信息更全，具有独家问题数据库，涵盖最常见相关问题。

（4）除了有查疾病以外，还可以寻找附近医院及乘车路线，向爱心医生提问及在线交流，可以在里面找患友，相互交流分享治疗经验。

（5）搜索快捷，只要输入用户遇到的问题，就能马上显示出相关问题，记录及时方便。热门搜索功能十分强大，支持批量切换。

（6）个人中心分类明晰、项目齐全，重点至上，置顶的“我的问题”“我的预约”都相当醒目。

（7）就医定位城市十分精确，可将附近医院一网打尽，距离多远均有提示。

四、好心舒冠心病管家

1. 基本信息

好心舒冠心病管家是目前国内第一款针对冠心病患者而设计的移动医疗服务平台，平台分为：患者端、专家端、基层医生端；该平台是由南京飞天鸿意网络科技有限公司研发并运营。平台提供远程医疗、远程术中指导、中心医院转诊、私人专家、复查报告解读、诊后随访六项功能，通过简单有效的界面，帮助冠心病患者实现“远程医疗＋慢病管理”。

2. 基本功能

（1）远程医疗：用户将病情及检查报告等信息上传，并可预约江苏、上海、北京等地权威冠心病专家会诊病情，“足不出户”就能够享受到详细的病情分析、病情诊断及治疗方案制定等医疗服务。

（2）远程术中指导：针对重症或偏远地区的冠心病患者，好心舒搭建的远程术中指导系统可实现上海、北京、广州等地专家组建手术专家组，及时帮助手术医生解决手术过程中出现的多种问题，保障患者生命安全。基层医生通过参与远程术中指导，可获得手术观摩及教学服务。

（3）中心医院转诊：已与江苏省人民医院、南京医科大学附属明德医院等三甲医院建立合作伙伴关系，用户可通过在线预约冠心病专家转诊服务，无需排队，便可在预约时间内享受专家问诊和治疗方案的制定。

（4）私人专家：通过好心舒冠心病管家，用户可与信赖专家建立一对一健康服务关系。专家会根据用户定期上传的检查报告、健康监测数据及疾病相关问题做出相应干预指导，全面提升冠心病患者的生活质量。

（5）复查报告解读：用户通过好心舒冠心病管家可预约业内专家解读复查报告。专家将结合患者病史及当前症状，对比前期检查报告，解读复查报告各项数字指标变动含义，明确用户病情发展情况，帮助用户进一步评估自身健康状态，同时确定后续治疗方向。

（6）诊后随访：好心舒冠心病管家拥有一支具有医学背景的客户服务团队，日常生活中，可为用户提供个性化提醒（复诊、用药、术后注意事项等），同时注重对患者的人文关怀，以全面促进冠心病患者快速康复。

五、丁香客

1. 基础信息

丁香客是丁香园旗下面向医生群体的移动 App。丁香客将医生群体通过关系网络凝聚在一起，帮助业内人士建立更广泛的学术圈子，扩大学术影响力。此外，丁香客与现有的丁香园产品如论坛、文献求助等进行了深度整合，充分兼顾老用户的使用习惯。

2. 优势

（1）丁香园是医药生物类的专业性网站，目前已经有 270 万注册会员，每月新增用户 3 万人。

（2）丁香园会员大部分集中在全国大中型城市，省会城市的三甲医院，超过 70% 的会员拥有硕士或博士学位。

（3）对于医学专业的研究者以及从业人员来说实用便捷，内容丰富全面。

六、掌上药店

1. 基础信息

开发公司：佰邦达科技（北京）有限公司，上线时间：2012 年 10 月 29 日。

2. 功能以及优势

（1）提供上万种药品名称、说明书、药厂信息查询功能。

（2）提供上万种药品的政府限价和供应价格。

（3）提供最新最全的医保药品目录。

（4）GPS 定位用户周围的药店信息，随时订购。

（5）提供 2 万种中药材查询。

（6）提供 1 万种中药方剂查询。

（7）以上各种查询，均支持强大的模糊查询方式。无论用户输入的是成分、功效、产地、出处，还是药品适用症状、功效类别等，均可以找到自己想要的信息。

阶段性论文 1

医疗健康网站中的社交功能刍议

【摘要】医疗健康网站的兴起，为医学专业信息的传递搭建起了一座桥梁，方便和加强了求医者的自我健康管理，在一定程度上缓和了医患之间信息不对称的矛盾。特别是其中包含了社交功能的部分网站，进一步调动了更有价值的医疗资源，发挥出求医者更多的自主性，是对“以患者为中心”先进医疗理念的大胆尝试和成功实践。根据网站社交功能运营模式的不同，本文分别对其 C2C 与非 C2C 两种类型的表现、特征以及优劣进行简要分析，并在此基础上提出完善之策。

【关键词】医疗健康网站；社交媒体；C2C；医患关系

1. 背景与现状

据《2009 年中国健康传播普及调研》报告显示，网络已经成为人们获取健康信息的最主要渠道[1]。医疗健康网站的迅速普及推动了医学专业信息在医患之间的流通，Web2.0 登上网络的舞台后，社交媒体的功能亦毫不例外地融入到互联网医疗之中。有调查数据表明，约 34% 的用户曾利用过社交网络的支持寻求医疗信息；约有 73% 的患者在就医之后继续在线寻找医疗信息[2]；其中超过六成用户认为搜索的健康信息影响了他们的健康决策[3]。

医疗健康网站的社交功能一般可以通过 C2C 和非 C2C 两种模式来运行，即分别应用于医疗专业人士和有医疗需求的用户之间，与其他用户和有医疗需求的用户之间。前者以在线医疗咨询服务为代表，后者则以病友论坛最为常见。

2. 社交功能情况分析

2.1 C2C 模式中的医疗社交功能

2.1.1 表现　C2C 模式中的医疗社交功能主要是用户与经网站资格认证的专业医疗人士之间的在线医疗健康咨询活动，咨询形式通常包括描述性的病史、影像学资料、检查化验记录等，通话咨询和视频咨询也在近年来得到了越来越广泛的应用。

2.1.2 特征　网站的营利性较明确，根据用户咨询程度的不同收取不同的费用，通常免费与收费咨询并存。

2.1.3 优势　用户可根据自身的症状特点和需要在医疗健康网站上选择合适的医生进行咨询，灵活方便地获得医疗专业人士为其及时提供的在线咨询服务。网站在该模式下的高投入保证了在线医疗咨询的规范性，有利于用户获取更高含金量的健康信息。此外，医生评价系统是社交功能在在线健康咨询上的一个成功应用，有助于发挥医师的服务积极性。

2.1.4 劣势　不少医疗健康网站开展的线上健康咨询对医疗专业人员的资格认证有欠严格，虚假信息和医药广告难免充斥其中。同时，专业人士出于时间或安全性等原因，给用户的答复往往或为简单草率，含糊其辞，或为复制粘贴之言，内容生涩难以理解，难以满足网上求医者的咨询需求，最终导致用户对网站信任度的降低，也为其治疗和康复埋下了一定的隐患。

2.2 非 C2C 模式中的医疗社交功能

2.2.1 表现　C2C 模式中的医疗社交功能主要是用户与包括论坛在内的社交平台上的其他用户之间对健康相关问题进行探讨的活动，形式一般以文字线上交流为主。

2.2.2 特征　网站一般不直接从用户处获得收益，而是以广告或用户患病信息等其他渠道营利。

2.2.3 优势　用户在该模式下使用健康类网站的社交功能，更适合于自身患病情况的分享以及其他用户的经验汲取，故信息的实用性更强，可支持慢性病患者自我健康管理。用户在此开放的社交平台上获得健康信息的来源较之与医生单独交流更加丰富，故其可在多个答复中获得更全面的信息。论坛中患者之间因同病相怜，还易产生“共情”，使用户获得更多的人文关怀，有利于满足用户除诊疗信息以外的医疗相关需求，如伦理和法律方面的信息。

2.2.4 劣势　用户通过医疗健康网站上的论坛、病友圈获得的健康信息，因其出处的不具权威性以及佐证的缺乏，尤其是审核监督手段的真空，难以保证信息的可靠性，加之社交平台上语言的不规范等因素，故易对求医者产生误导作用。另外，不少健康类网站的活跃用户数量不足，且求医者的疑问未必能及时遇上有相关经验的人士来作答，故答复率低下也是该模式下不容忽略的一个难题。

3. 建议与完善思路

3.1 在线咨询与论坛交流相结合

医疗健康网站中 C2C 模式中的线上交流不可避免地缺少灵活性，这一点正好可以被非 C2C 模式所弥补。故建议将医疗健康网站中 C2C 与非 C2C 两种运营模式下的社交功能有机地结合起来，例如其他用户可在医疗专家对咨询的答复下面留言或点评，或在病友论坛中邀请医疗专家加入讨论。

3.2 线上咨询与线下诊疗相结合

尽管目前用户已经可以通过多种形式在线上描述自身状况，表达健康需求，但线上交流的隔阂感仍然难以显著消除。故建议网站进一步推进 O2O 模式的运用，将用户的线上咨询与线下就诊实际结合起来，一方面让线上服务始终跟踪线下诊疗进展，提出及时合理的有效建议；另一方面将线下产生的需求反映给线上，广泛搜集和集中对症之策。

3.3 PC 端与移动端相结合

随着智能手机与无线技术的发展，移动医疗可将线上健康服务的社交功能发挥得淋漓尽致，是用户从 PC 端医疗健康网站上获取信息的重要补充。故建议网站开发配套的手机应用，将 PC 端与移动端的服务和信息相关联，更方便地满足用户资料上传、信息反馈及探讨交流。

参考文献

［1］任璐 . 我国健康类网站现状及发展对策分析 . 现代商贸工业 [J]，2011，（17）：279–280.

［2］Noah Elkin．How American Searches：Health and Wellness［EB/OL］.2014–02–14 . http：//www.icrossing.om/icrossing–has– health–wellness.

［3］Xiao，N.，et al. Factors Influencing Online Health Information Search：An Empirical Analysis of a National Cancer–related Survey［J］. Decision Support Systems，2014，（57）：417–427.

阶段性论文 2

国外主流社交媒体在现代医疗中的应用与影响

【摘要】社交媒体的广泛应用为医学专业人士或医疗机构与公众的互通互信提供了宝贵的机遇，使公众便捷地获取及时准确的医学信息成为可能。为进一步探究社交媒体的使用对医疗的影响，本文回顾和梳理了近十年来全世界范围内社交媒体在医疗健康行业中的应用情况，并以国外五大主流社交媒体（博客、脸谱网、推特、维基百科和优兔）为代表，根据其各自的特性分别分析了它们在应用于医疗过程中的优势。同时针对其中存在的缺陷，提出应对策略。

【关键词】社交媒体；现代医疗；健康信息；Web2.0

1. 社交媒体的背景与应用现状

1.1 社交媒体的概念与分类

社交媒体是一组基于因特网并在 Web2.0 的理念和技术上开发出来的应用程序集合 [1]。社交媒体允许用户创建和交换信息内容，因而可被用作信息资源在虚拟社区和网络中创建、共享和交换。它还包含了各种基于因特网的网页和工具，按功能大致可分为信息平台（如维基百科）、博客与微博（如推特网）、内容站点（如优兔网）、社交网站（如脸谱网）、网络游戏（如魔兽世界）、虚拟社交空间（如开心网）等 [2]。

1.2 社交媒体在医疗中的应用情况

许多学者评估了因特网作为搜索医疗信息的这一角色，并表明如今通过使用因特网来搜索医疗信息的人数呈上升趋势，72% 的美国人会通过上网咨询医疗信息，其中成年人平均每月咨询 3 次 [3]；同样在欧洲，超过 15% 的个体用户认为上网是一个获得健康信息的好方式，每 10 个欧洲人中就有 6 个会选择上网咨询健康信息 [4]。

美国曾进行一项调查，在 1040 名美国人中，将近 33% 的人正在使用脸谱网和推特网来搜索医疗信息以及分享自己的健康状况 [5]。其中，在 18 ～ 24 岁这一年龄段的人中超过 80% 的人表明他们愿意在社交媒体中分享自己的健康状况。在此项调查中，42% 的人表明他们会在社交媒体中查阅用户对就医状况和医生的反馈，30% 的人从网上找到了病因，20% 的人已经加入了某些网上医疗社区 [6]。

从结果来看，45% 的人会另寻主张，40% 的人会被来自网上的信息影响到他们对医生或者医疗机构的选择，40% 的人会被其影响对病症轻重程度的判断，来调整他们的饮食、运动情况。34% 会根据这些网上得到的信息来决定是否就医 [7]。

对于医护人员来说，社交媒体的使用更多是在于私人方面，公众方面却是少数。临床人员使用社交媒体更多是出于工作目的而不是公共利益，医生使用社交媒体的更集中在获得专业知识、搜索医学成果、拜读专家论文。然而，专家—病人的网上相互作用方面却显得很低，只有5%的成年受访者表示得到了网络社交媒体的救护、支持[8]。而临床人员仍然无法通过社交媒体对公众起到作用是由于一些潜在的来自试验阶段的病人的消极影响。

2. 国外主流社交媒体对医疗的影响

2.1 医疗行业融合社交媒体的意义

2.1.1 概述　社交媒体的广泛应用给医疗保健和健康管理带来了新的契机，在逐步融入医疗行业的同时也对患者、公众、决策者以及其他个体间的关系产生了一定影响。社交媒体使得用户能够不受时间空间的限制获取不断更新的医疗信息成为可能，其融合程度也在近年来的探索和完善中得到了极大的提高。

2.1.2 国外主流社交媒体发展趋势　社交媒体的应用量在过去的十年里有了大幅度的提升，在2005年，只有8%的美国成年网络用户在使用社交媒体，然而截止到2014年1月，这一数字就达到了74%[9]。在这其中，最大的用户人群便是千禧世代（指1981年后出生的人，到千年期结束时达到成年年龄）人口数的1/3[10]。截止到2014年，有超过18亿（约为世界人口的25%）的网络用户登录过社交网站，其中美国用户占到了1.7亿。据估计，到2018年，这一数字将达到24.4亿[11]。

2.1.3 国外主流社交媒体融合于医疗的意义　社交媒体的广泛应用意味着我们常规的网络在线交流方式将发生改变，将取代以往自上而下的信息发布方式（Web 1.0）。传统的模式中用户的参与度低，信息发布者与用户是分离开的，而到了Web 2.0的阶段，这一状况得到了极大改善，信息也得到更积极有效的发布和传播。通过如博客（Blog）、脸谱网（Facebook）、推特（Twitter）、维基百科（Wikis）、优兔（Youtube）等主流媒体的应用，用户得以实现参与信息的发布、共享、交流。用户间也不止限于同事、好友之间的交流，将有范围更为广阔的新的社交平台逐步形成。

对于医疗行业而言，社交媒体同样具有其优势，在现如今逐渐扩大的社交领域中，从业人员使用社交媒体建立了专业的社交工作平台，以形成彼此之间交流、学习、进行信息传播共享的新模式。由于受到逐年增加的公众群体、患者、同行等多方因素的影响，医生用户的数量也达到了一定规模，其中年轻医生和医学生是主要群体[12]。

2.2 国外主流媒体应用于医疗的优势分析

2.2.1 博客（Blog） 微博与博客，是一种日志性的网页软件，作者通过发帖的方式而不受时间限制地表达自己的观点与看法。博客可以是个人单独创作，也可以由撰稿组合作完成。用户可以在博客上进行知识和信息的交流、反馈、评论，并且在用户间形成一种相对稳定专一的联系[13]。作为使用历史较久的一款社交软件，博客性能的稳定性是其有能力应用于医疗的一大优势。博客可以用来发布真实的医疗信息和学术观点，既可以由专业领域人士发表，也可由患者群体直接发布[14]。另外，博客的另一优势在于可以依靠如各大门户网站等主流媒体将信息更广泛地传播给大众。

2.2.2 脸谱网（Facebook） 全球范围内有 38.6% 的互联网用户使用脸谱网，其中美国的用户人数最多，达到了近 1.5 亿，是当前最流行的一种社交媒体。脸谱网的用户在注册个人账号后，可以根据自己的需要和意愿添加好友进行交流。用户有权限发布个人的评论、观点、图片等多媒体信息。强有力的流行趋势有助于推动医疗信息的广泛传播和推广。

2.2.3 推特（Twitter） 推特的注册用户可以以个人名义发布图片、短视频等信息供用户间交流共享，其最大的优势在于可以及时地记录发布即时新闻，如自然灾害、突发事件等时效性比较强的信息。这一优势特征有利于医疗领域大规模疾病防控和健康知识的普及。

2.2.4 维基百科（Wikis） 维基百科目前有超过 76000 名撰稿人员使用约 285 种语言进行创作，截止到 2015 年 1 月，平均每小时有超过 4705625

篇英文文章和观点被点击使用[17]。维基百科是一个免费的、开放式的百科全书，用户可以自己进行编辑和创作文章、表达学术观点。大数据的集中分类储存丰富了医疗资源的储备，有利于信息的共享和交流。

2.2.5 优兔（Youtube） 优兔是一个开放式的视频共享网页媒体，拥有范围较广的用户和与之合作的服务媒体。其中包含的视频信息较多，有音乐视频、电视视频、博客视频、原创视频等多种形式。优兔广泛应用于61个国家和地区并且兼容61种语言，80%的市场分布于美国国外的其他地区[18]。每月有超过10亿的独立用户登录使用优兔，每月视频播放量达60亿小时，平均每分钟的下载量达100小时[18]。这一显著优势应用于医疗领域的多媒体信息发布传播，具有使用便捷、范围广、时效性好等特点。

3. 社交媒体应用于医疗中的缺陷与对策

3.1 社交媒体的缺陷

虽然社交媒体应用于医疗的优势是显而易见的，但存在的许多不足也不容忽视。基于互联网应用的社交媒体自身存在着许多缺陷，如质量和保密性得不到保证、为用户提供的信息不可靠、用户的个人隐私和数据容易泄露等问题。其他潜在的缺陷还包括用户信息过载、信息不可靠、用户不能正确地理解和运用信息、误导用户（例如赞成吸烟）、宣传不健康的危险行为（例如不安全的性行为）、不能有效地对用户的健康产生积极影响以及缺乏专业卫生人员的参与等。

3.2 对策与建议

灵活多变的平台为用户提供了大量的选项，社交媒体的协作特性允许用户贡献自己的力量，大量的用户表明这类社交媒体前景有广泛的可能性，故社交媒体应用的内容可以根据用户优先级别制定。随着社会媒体被越来越多地使用，医疗从业人员们应该考虑如何利用实践的效益，而不是害怕和躲避实践。在与患者相互作用过程中帮助使用在线健康信息的患者认识和规避潜在的陷阱。卫生部门应在应用程序的质量、准确性、可靠性、保密性和隐私方面严格把关，同时根据医疗保健的复杂性和广泛性做进一步评估和研究，以便增进它的影响及在医疗上的应用。

参考文献

[1] Ventola C L, Social Media and Health Care Professionals : Benefits, Risks, and Best Practices. Pharm Ther [J], 2014, 39 (7) : 491–520.

[2] J. Powell, N. Inglis, J. Ronnie, S. Large, The Characteristics and Motivations of Online Health Information Seekers : Cross–sectional Survey and Qualitative Interview Study, J. Med. Internet Res [J], 13(1) : e20.

[3] Pew Internet and American Life Project. The Online Health Care Revolutions : How the Web Helps Americans Take Better Care of Themselves. Available from : http : //pewinternet.org/ (accessed 27.07.10) .

[4] http : //www.internetworldstats.com/me/sa.htm (accessed 23.07.10) .

[5] H. Skinner, S. Biscope, B. Poland, E. Goldberg, How Adolescents Use Technology for Health Information : Implications for Health Professionals from Focus Groupstudies, J. Med. Internet Res [J], 5(4) : e32.

[6] J.G. Anderson, M.R. Rainey, G. Eysenbach, The Impact of Cyber Healthcare on the Physician–patient Relationship, J. Med. Syst [J], 27 (1) : 67–84.

[7] J.A. Diaz, R.A. Griffith, J.J. Ng, S.E. Reinert, P.D. Friedmann, A.W. Moulton, Patients' Use of the Internet for Medical Information, J. Gen. Intern. Med [J], 17(3) : 180–185.

[8] P. E. Kummervold, C. E. Chronaki, B. Lausen, H. U. Prokosch, J. Rasmussen, S. Santana, et al., eHealth Trends in Europe 2005–2007 : a Population–based Survey, J. Med. Internet Res [J], 10(4) : e42.

[9] S. R. Cotten, S. S. Gupta, Characteristics of Online and Offline Health Information Seekers and Factors that Discriminate between Them, Soc. Sci. Med[J], 59 (9) : 1795–1806.

[10] L. Baker, T. H. Wagner, S. Singer, M. K. Bundorf, Use of the Internet and for Health Care Information : Results from a National Survey, JAMA[J], 289 (18) : 2400–2406.

[11] Boyd D M, Ellison N B. Social Network Sites : Definition, History, and Scholarship. J Comp Med Commun[J], 2008 ; 13 : 210–30.

[12] Osman A, Wardle A. Is It Time for Medicine to Update Its Facebook Status? BMJ[J], 343–6334.

[13] The Office of Communications. Adults' Media Use and Attitudes Report 2014. 2014. UK.

[14] American Medical Association. Professionalism in the Use of Social Media. 2011. USA.

[15] Boulos M, Maramba I, Wheeler S. Wikis, Blogs and Podcasts : a New Generation of Web-based Tools for Virtual Collaborative Clinical Practice and Education. BMC Med Educ [J], 6 (1) : 41.

[16] Pew Research Center. Social Networking Factsheet. 2014. Washington DC.

[17] Mc Cartney M. How Much of a Social Media Profile Can Doctors Have? BMJ [J], 2012 ; 344 : e440.

[18] Greysen S R, Kind T, Chretien K C. Online Professionalism and the Mirror of Social Media. J General Intern Med [J], 25 (11) : 1227e9.

阶段性论文 3

现代医患关系的困境与发展趋势分析

【摘要】现代医患关系正呈现出激化之态，但日益普及的社交网络在推动医患关系和谐化进程中发挥着重要的作用。本文通过回顾近年来医患纠纷及暴力事件的发生情况，从市场供求关系的角度试分析了医患关系紧张的成因；随之提出现代医患关系的内涵较之传统概念发生的更新与完善，同时阐明了该变化的意义与实现途径；最后分析了国内新兴的社交网络和移动互联网对现代医患关系发展趋势的重要影响，并对其发展中存在的缺陷简要提出应对策略。

【关键词】社交网络；医患关系；在线诊疗；移动互联网

“生物医学”模式下的疾病诊疗尽管在过去的一个多世纪里获得了长足而显著的发展，但也在一定程度上造成了医患关系中“人性”的淡化。我国的医疗卫生行业被推向市场化以后，这一弊端已逐渐显现，医患关系正趋向紧张，医患矛盾亦日益尖锐。解决医患矛盾的根源在于推动医疗资源总量的增加和分配的公平，而在此期间，医患矛盾的缓和需要多种方式的共同作用。本文即着眼于移动互联网时代下社交网络的兴起，提出进一步完善和发展医患关系的概念，从而借助社交网络更好地满足患者的全面医疗需求。

1. 医患关系的困境与成因分析

1.1 国内医患纠纷及暴力事件发生情况

近 20 年来，我国医疗纠纷的发生率和严重程度均呈上升趋势。据中华医院管理协会调查显示，98.4%的医院发生过医疗纠纷，其发生率和医院床位数呈正相关；73.5%的医疗纠纷会影响医院正常工作秩序；

从经济损失上看，全国县级以上医院每年医疗纠纷索赔金额高达 42 亿元，占医疗收入的 5.9% [1]；自 2002 年 9 月 1 日《医疗事故处理条例》实施以来，中国医疗纠纷的发生率平均每年上升 22.9%。9 年间，平均每年上升 22.9% [2]。

与此同时，暴力伤医等恶性事件发生的比例亦在逐年上升。从中国医院协会发布的一项调研数据中可以看到，发生医务人员因医暴而受到明显损伤事件的医院的比例从 2008 年的 47.7% 上升至 2012 年的 63.7%，每年每所医院发生暴力伤医事件的平均数从 2008 年的 20.6 次上升到 2012 年的 27.3 次 [3]。各类医疗投诉、医患摩擦更是层出不穷，给医疗服务行业的正常运转带来了空前的压力。

1.2 医患关系紧张局面的成因分析

医患之间存在的矛盾是医方与患方在诊疗过程中相互作用产生的对立状态，由于医疗行业的基本属性是提供医疗服务，故医患矛盾的本质即是患方日益增长的医疗需求与医方的医疗服务相对不能满足这种需求之间的矛盾。随着医疗技术水平的进步，包括器械和技术在内的高端医疗资源大量涌向高层次医院，医疗资源纵向分配失衡愈发严重。特别是对于我国由政府主导的、半市场化的医疗行业而言，满足医疗需求的方式相对单一，导致了高层次医院超负荷运转及医疗资源发挥效率低下等一连串医疗资源配置问题。在政府卫生投入不足、医院发展需靠自营创收的社会环境下，医务人员的服务意识与服务能力很大程度上受到了客观因素的限制，由此出现的医患沟通不畅、医疗道德建设相对滞后等一系列问题，均加剧了医患关系的紧张局面。可见，要改变医患关系紧张的根本方法，即是加快医疗资源合理分配的进度，同时提升医疗资源的使用效率，使更多的医疗服务需求者得到及时而便捷的医疗服务。

2. 医患关系内涵的发展与更新

2.1 传统的医患关系概念

在传统的概念中，医患关系指以患者为中心的群体（患方）和负责其诊疗的医疗团队（医方）在医疗活动中所建立起来的人际关系。这一概念虽被普遍接受多年，但它的提出建立在过去通讯手段尚不发达的基础上，当时的医疗活动无法脱离医患间必须面对面接触的束缚，医生“一次只服务一个患者”,故医疗资源的使用效率极端低下,患方在诊疗中的“隐性需求”（包括就医时的心理需求、对诊疗程序和质量不满的法律方面的需求和对医生职业态度和行为的伦理方面的需求等）几乎难以得到满足。因为医患之间开展的医疗活动不能仅仅被视为一种技术上的应用，在“生物—心理—社会”医学模式下，医疗活动将有社会中更多其他领域的涉足，从而更全面地满足医疗需求。

2.2 医患关系内涵的发展变化

互联网高速公路的发展与普及，为专业的社交健康网络铺设好了基础，从根本上推动了医患关系概念的更新。借助网络，医生可以同时与多名患者进行信息交流，医患关系由此发展为一个医疗团队和其所负责的多个患方之间的关系，即由原来的“一对一”变为“一对多”的医患关系。这种新型的医患关系概念极大拓宽了医患关系的范围，尤其把不同的病患团体囊括其中，同一类疾病的多个患者作为一个群体的共同医疗需求得到更高效的满足，在高度互动的在线站点内，患方群体相互教导，为处理当前医患关系提供了便利；同时，医生与其负责的多个患者之间借助网络平台相互交流，可以更便捷地传递最新、最准确的诊疗指导，使循证医学得以更有效地贯彻。

2.3 医患关系内涵变化的意义

2.3.1 增进了医患沟通　医患关系的和谐需要建立在良好的沟通基础

上，但面对面的沟通不仅耗费医患双方大量的时间与精力，而且也常常“沟而不通”。一份 2011 年的民意调查显示，接近 1/3 的互联网用户平时不愿与他们的医生分享健康信息[4]，而新概念下的医患关系利用新通讯技术弥补了这一缺陷，医患交流从线下转移到了线上，由个人发展为组群，显著拓宽了交流范围，提高了交流效率。

2.3.2 提高患者认知水平　在过去，医患间信息不对称一直是阻碍医患交流的障碍，但众多患者因各自不同的病症可以形成相应病患团体，出于对病友的高度信任，在该团体中病患可自发地相互分享得病治病的经验，进而能提高自己对于相应疾病的认知，医患间的信息不对称在一定程度上得到了解决。

2.3.3 建立良性就医氛围　患方对医方的低信任是阻碍医患关系融和的直接社会原因，在新概念的医患关系下，患者通过网络能够更加清楚医生的日常工作状态，了解这个职业的特殊性；同时，病患在一起还能相互监督，相互形成制约，减少“无理取闹”的发生，有利于对医生产生理解、信任和尊重，从而有利于和谐医患关系氛围的建立。

2.4 适应现代医患关系新内涵的途径

2.4.1 培育高效医疗资源整合分配模式　新概念的提出必将对现有的医患关系与医疗模式产生冲击，因而需培育一批新型的医疗咨询和治疗模式，例如网络上流行的“春雨医生”和“求医问药网”之类的新兴医疗方式，极大提高了医疗资源整合分配效率。

2.4.2 培养适应新型医患关系的医务工作者　面对新形势下的许多变化及影响，医务工作者不能将目光局限于传统医患关系，而应加强自我医学和业务知识积累以及职业素养的培养，多利用新兴沟通模式与病患进行多种渠道的交流。

2.4.3 加强网络医疗信息的建设与监督　网络信息环境十分复杂。首先，互联网时代，发布虚假信息的门槛降低，导致各种“伪知识”大行其道，因而要加强对于虚假信息的监督力度。此外，因为网络的便捷性，病患往往会选择网络进行“患—患”沟通，因大家“同病相怜”，难免会出现误解医生的情况，所以要对病患间的沟通进行正确引导。

2.4.4 借助网络舆论正面宣传医患关系　网络媒体在信息化十分发达的今天扮演着一个十分重要的角色，在医患关系的新概念下，网络媒体需要扮演双重角色。一方面要站在患者的角度上合理判断，另一方面要站在医生角度合理思考，处理好网络舆论与医患关系的问题，力求报道的客观与真实。

3. 医患关系发展的物质基础与趋势

3.1 推动医患关系现代化的物质基础

3.1.1 移动互联网的推广　回首二十年来的网络历程，我国社会在互联网领域取得了飞速的发展。截至 2013 年底，中国网民数量为 6.32 亿，普及率达 46%；互联网经济总量占 GDP 的 4.4%，达到全球领先国家的水平，高于美、法、德等发达国家 [5]。在 2014 年全球智能手机、平板电脑保有量超过 20 亿部后，移动媒体成为用户连接网络的首选方式，极大地推动了我国移动互联网的发展。与此同时，移动通信网络技术的不断发展，使社会步入了 4G 的通信时代 [6]。巨大的网民基数，便捷的移动设备，高速的网络通信，都为我国的移动互联网发展提供了有利条件，我国社会正向移动互联网时代迈进。

3.1.2 社交网络的普及　《2013 年中国网民搜索行为研究报告》显示，经常登录社交网站的网民比例高达 53%，从社交网站获取健康信息的用户数量之庞大可见一斑 [7]。移动互联网的兴起，则为社交网络平台的大量涌现提供了有力的技术支撑，社交网络现今已然触手可及。腾讯公司 2011 年初推出的一款社交平台手机应用——“微信”，截至 2014 年初其用户保守估计已超过 6 个亿，是社交网络在移动互联网应用中的典型成功范例之一。

3.1.3 应用软件的移动化　应用于移动互联网中的社交网络，其用途目前已远远超过了交友、聊天和分享等传统通讯功能，其中最值得瞩目的成就是成为了商品服务与物流运输的纽带。在此基础上，移动互联网融入医疗行业已是大势所趋。目前市场上可以下载到的医疗健康类手机应用已超过 2000 款，包括面向患者求医问药的“春雨掌上医生”、面向医生学习交流的“医学文献”以及用于药品购买的“康康买药”等各类不同功能的手机应用如雨后春笋般萌生，为医疗行业内的各方提供了多种需求的满足[8]。

3.2 现代医患关系的发展趋势

仅在线诊疗一项而言，生活节奏的不断加快，使人们对就医的时间成本更为重视，医院内咨询挂号候诊所需花费的大量时间是多数轻症患者选择在线寻求诊疗帮助的重要原因。有调查数据表明，约 34%的用户曾利用过社交网络的支持寻求医疗信息；约有 73%的患者在就医之后继续在线寻找医疗信息[9]，并且其中超过六成用户认为搜索的健康信息影响了他们的健康决策[10]。其他民众选择通过互联网获取健康信息和指导的初衷不一，譬如寻找比较医疗服务价格及更经济的治疗方案[11]、对就诊过程中未充分了解的医疗术语内涵做进一步的了解[12]、在网上查询相关信息以佐证甄别医生的诊断方案及自我保健[13]等。同时，微信公众号、QQ 群等网络社交平台也发挥了巨大作用，它不仅使许多“同病相怜”的患者获得了情感上的慰藉，也让他们相互分享求医问药的经验，更好地达到治愈疾病的目的。

4. 现代医患关系面临的问题与对策

4.1 网络媒介对医患关系的负面作用

在新医患关系背景下，发挥社交网络的优势可以加强医生和患者之间的交流。但与此同时，潜在的问题也不能被忽视。从患方角度来看，因为疾病具有复杂性与独特性，看似相似的疾病实则机理、治疗存在巨大差异。

患者之间的好心交流、经验之谈，很可能酿成大错，出现“好心办坏事”的尴尬结果。此外，不排除个别人员混入患者队伍中，向患者兜售药品、散播虚假信息等，破坏“患者圈”的正常秩序；从医方角度看，社交网络平台可能会加大医务人员的工作量，这对原本已劳累不堪的他们无疑又是雪上加霜。

4.2 对策与建议

网络的开放性较大，导致了医疗信息良莠不齐，让患者很难获取有效信息，甚至出现网络医疗诈骗等问题。鉴于此，我们建议，由各大医疗卫生机构牵头，按区域、疾病种类、医生等建立类似于“医享网”式的医疗服务网络平台。患者可根据自身具体情况选择进入不同的患者圈，一方面有助于患者产生同病相怜般的“共情”之效，获得精神上的慰藉；另一方面，也有助于医生间相互竞争与学习，不断提高业务水平。由于有正规医疗机构的维护与监督，医疗信息的可靠性大大提高，患者的求医问药也将更加的方便快捷。与此同时，借助社交网络建立患者圈，还可以实现患者之间的相互制约，减少医疗纠纷。患者的集聚也为基本医疗常识的普及创造了条件，有利于国民医疗卫生知识水平的提高。

综上考虑，在将医疗活动应用于移动互联网时，要加大基本医疗常识的普及力度，摆正患者对医学的认识，尽量减少“病急乱投医”现象的发生，同时提醒患者不要随便采纳病友的药方，治疗详情应以专业医师为准。此外，加强网络平台的监察监管力度，对一些“不法分子”严惩不贷也是不可或缺的保障。同时，平台上的医务人员应注意以自愿为主，量力而行，并给予适当奖励，鼓励医务工作者在留有余力的情况下通过网络平台为患者答疑解惑、排忧解难。

参考文献

[1] 殷大奎 . 依法规范行医，循证保护自己 [J]. 中国循证医学杂志，2005，5（1）：1–2.

[2] 宋儒亮 . 医疗责任纠纷的现状与趋势 [J]. 医院领导决策参考，2013（21）：30–32.

[3] 贾晓莉等 .2003 年—2012 年全国医院场所暴力伤医情况调查研究 . 中国医院，2014，18（3）：1–3.

[4] Eric J.Topol. The Creative Destruction of Medicine：How the Digital Revolution Will Create Better Health Care[M].New York：Basic Books，2013.

[5] 麦肯锡 . 中国的数字化转型 [J].IT 经理界，2014（17）：12–13.

[6] 欧阳盛劼 . 移动互联网时代手机媒体的发展趋势研究 [J]. 卷宗，2014，4（9）：262–262.

[7] 中国互联网络信息中心（CNNIC）.2013 年中国网民搜索行为研究报告 [R]，2013.

[8] 宗捷 . 阵痛期的 App[J]. 计算机应用文摘，2014，（3）：45–47.

[9] Noah Elkin. How American Searches：Health and Wellness[EB/OL].[2014–02–14].http：//www.icrossing.om/icrossing–has– health–wellness.

[10] Xiao，N.，et al. Factors Influencing Online Health Information Search：An Empirical Analysis of a National Cancer–related Survey [J]. Decision Support Systems，2014（57）：417–427.

[11] Tu，H. T.，G. R. Cohen. Striking Jump in Consumers Seeking Health Care Information [J]. Track Rap，2008（20）：1–8.

[12] Tai–Seale M.，T. G. McGuire，W. Zhang. Time Allocation in Primary Care Office Visits [J]. Health Serv Res，2007，42（5）：1871–94.

[13] Nicholas D.，et al. The British and Their Use of the Web for Health Information and Advice:A Survey [J]. Aslib Proceedings,2003,55（5–6）:261–276.

阶段性论文 4

互联网医疗对构建新型医患关系的影响

【摘要】互联网医疗在颠覆传统医疗的同时，已经对线下的医患关系产生了深刻的影响。本文简述了基于互联网医疗技术构建新型医患关系的现实需求，就其在丰富医患社会角色，搭建沟通交流平台以及改善医患信息不对称中的作用进行了讨论。同时，对医患关系模式的转变提出了若干建议。

【关键词】医患关系；互联网医疗；医患角色；沟通；信息不对称

医患关系的本质是医方在满足患方医疗服务需求的过程中自然形成的一种相互作用的关系，其核心在于服务。互联网技术的兴起与普及对医疗行业的各个方面，尤其是服务能力上产生了巨大的影响，因而必然构建出一种全新的医患关系。新型医患关系的表现是多元化的，例如传统的医患社会角色更加丰富、医患沟通交流的平台更加开放、医患间信息不对称逐渐缩小等，然而作为新生事物，互联网医疗在发展之初尚有许多不成熟之处，亟待社会各界通力合作地去解决，同时在此期间，对互联网医疗技术的应用也需要用更加谨慎的态度来面对。

1. 背景与现状

1.1 “互联网 +”背景下的医患关系

近年来，互联网医疗行业发展迅猛，网络医疗健康信息大量涌现，医疗服务模式也逐渐产生新的变化。医患关系作为一种重要的社会关系，也不可避免地受到互联网技术的影响。英国著名医学家格雷爵士指出，互联网技术的普及将颠覆传统的医患关系，患者将取代医生成为 21 世纪医疗服务体系的中心[1]。在互联网医疗颠覆传统医疗的同时，利用互联网技术和信息化手段探索新型医患关系无疑是其中重要一环。由此，基于互联网平台构建新型医患关系在当下具有重要实践意义。

1.2 互联网对医患关系的影响现状

互联网技术具有两面性，它既为我们完善临床诊疗创造了机遇和条件，也在改善医患关系方面带来了挑战。戴菲菲[2]等一项针对医生群体的调查表明，70.6%的医生通过自己上网获取的专业相关新信息曾经改变过对患者的诊疗方案，81.7%的医生认为网络为医患提供了新的交流平台。但不可否认的是，随着互联网信息的普及和患者自身维权意识的提高，医患关系也变得复杂多样化。其中最典型的负面影响包括“知识型”患者的出现、“机器人”医生的产生、“发酵式”信息的传播和“偏见性”媒体的报道[3]等，都为当下紧张的医患关系提出了新的难题。目前我国互联网平台信息质量还良莠不齐，网民的信息素质和隐私安全意识尚待提高，这些都对基于互联网构建和谐医患关系提出了严肃的考验。

2. 影响与变化

2.1 医患社会角色复杂化

随着医学模式从“生物模式”到“生物——心理——社会模式”的转变，医患间的医疗服务模式完成了“以患者为中心”的转变，但在互联网环境下，医患社会角色定位又随着线下诊疗服务的改变发生了变化。

2.1.1 互联网对线下诊疗服务的影响　互联网医疗带给线下诊疗服务的是医患信息的多元化：一方面患者获取医疗信息更加丰富便捷，赋予了患者更多的主观意识；另一方面，医生增添了自身更多学习交流、解答疑难和优化服务的机会的同时，也开始面临“被选择”“被沟通”“被质疑”，互联网为医生提出了全方面发展的信息化需求。有资料表明，在美国高达79%的用户使用互联网搜索健康信息，用户不仅可以直接从网上获取疾病信息，更可以和其他患者进行在线交流互动，甚至进行在线诊疗和购买药品[4]。在加拿大，网络已经取代医生成为许多人健康信息的第一来源[5]。虽然我国医疗环境的国情与西方国家不同，但随着互联网的进一步普及，“知识型”患者的增多和“网络型”医生的出现是互联网发展的必然。

2.1.2 对医患关系模型的反思　国内吕宜灵[6]等将现阶段医患关系定义为“共同参与型”现代医患关系，即患者更加主动地参与到医疗行为过程中，医生也不再具有医术上的权威，而是寻求与患者的合作。可以说，基于互联网构建的新型医患关系是对其的补充和发展。互联网在增加患者知识库的同时，对医生提出了“知识管理者”的角色定位，即运用临床经验和知识权威，补充患者知识和技能的不足。相较于满足实际诊疗需求的决策中，患者处于的被动地位，我们看到互联网的介入加快了医患平等参与、共同决策的进程。

此外，互联网不但改变了生活中医生与患者单一对话的“共同参与型”模式，还建立起跨地区的医生与患者、医生与医生以及患者与患者之间的关系。互联网平台的开放与分享决定了医生间建立起有效的学习交流关系，病愈的患者可以为其他患者提供医学信息，甚至成为某种疾病的“专家”。可见，传统社会学角色中的医生与患者已经不局限于各自的要求和规范，互联网加大了双方角色社会定位的可能。这就提示我们在新型医患关系中，医生与患者要进一步加深自身角色领悟，更加谨慎和负责地面对互联网医疗。在面对互联网医疗时，要头脑清醒更加理智地对信息进行筛选，学会从可靠的渠道获取信息。

2.2 沟通交流平台多样化

高质量的医疗服务的前提是要有良好的医患关系作为基础，而有效的医患沟通是建立良好医患的大前提[7]。互联网作为新型医患关系的重要载体，其最根本的用途就是加强医患沟通交流，深化医患信任关系。

2.2.1 院方移动诊疗服务改善医患交流　目前，国内各级医院系统都建立了网络主页宣传医疗服务发展，积极营造社会效应。随着手机微信的普及和掌上应用的开发，以信息化为基础建立起“网络医院”成为了可能。以长海医院“掌上长海”为例，门诊预约、挂号和缴费已形成一站式服务，医学知识科普、国家政策宣传以及建立、跟踪健康档案的服务功能都在稳步开发中[8]。我们不难想象，院方基于互联网建立起的医患交流平台可以针对线下医疗服务进行线上精准互动，对潜在的医患沟通问题能够及时预知风险、反馈不足。对于线下实体医院开展移动诊疗服务，完善医疗服务、改善医患沟通具有重大前景。

2.2.2 医疗社交网络发挥重要桥梁作用　社交网络平台如今已经渐成星火燎原之势，医疗社交产品深刻改变了中国人的沟通方式和思维模式，其对医患关系的桥梁作用更不可小视。目前定位于医生的社交网络平台有丁香园、医脉通和医学论坛网等，其中丁香园从最初的论坛模式，到丁香客，再到丁香客移动版、用药助手等，从互联网到移动互联网，是医疗社交媒体从 PC 端转移到移动端的垂直社交类网站成功转型案例之一[9]。定位于患者的平台有好大夫在线、春雨医生和 39 健康网等，其分别在就医参考、付费医疗和健康咨询等方面实现了线上医患交流。值得一提的是，当下医疗互联网服务领域宽、种类多，前景广阔同时竞争激烈。在互联网健康经济飞速发展中，公司的医疗社交平台必须秉承服务宗旨，突出自身特色，并且着力构建医疗合作发展环境，创造患方、院方和公司的共赢效益，这样也是给线上医疗市场以自信和前景。

2.3 信息不对称缓和化

医患关系中的信息不对称，是指在医疗过程中相互对应的医患个体之间彼此信息掌握不均衡的状态，其直接后果就是导致医疗供方诱导患方的就医选择，并会产生医患双方的道德风险行为，导致医疗纠纷，恶化医患关系[7]。可以说，通过互联网有效缓解医患信息不对称是构建和谐医患关系的另一条出路。

弓宪文[10]等提出应当通过建立医疗信息公开制度和建立互动型医患关系，缓解医患间信息不对称状况。在基于互联网的新型医患关系中，我们可以看到互联网不但提供了医患沟通的平台，也能够发挥作为第三方的中介作用。这种中介作用突出表现在医疗社交网络方面，其具有机构设置与利益效应上的双重独立，避免了与医方或患方的“共谋”和“庇护”，真正发挥出信息公开和信息沟通的作用[11]。同时，医疗市场也得到了进一步开放，患方也能够有效掌握医方的医疗服务质量信息，最大程度上避免“道德风险”和“逆向选择”的发生。

2.4 新媒体舆论优势化

在媒介环境理论中，媒介与社会有着共生互动的关系，是社会发展的基本动力之一[12]。但是在医疗事件的报道中，我们往往看到互联网媒体更同情占据信息劣势的患者方，在其自身了解信息不对称的同时，加重了其信息宣传的不对称。而大多数读者会下意识地盲目相信“现在的医生越来越不认真了”，却不会认为“现在的媒体越来越不负责了”，严重恶化了医患关系。可以说，正确应对当今所处的新媒体环境，对于变革医患关系有着重大的意义。

我国目前舆情监控审核还有待完善，许多网民的信息素质和学历层次还偏低。互联网媒体应在认识到医学高学历壁垒的前提下，尊重客观事实，恪守职业道德。在关注到自身舆论引导责任的情况下，更多地普及卫生常识和疾病知识，绝不能以偏概全、夸大事实。网络媒体具有信息传播和舆论表达两种基本功能，并且与传统媒体不同的是，网络媒体具有信息来源广泛、信息量大、传播速度快和交互性等特征[13]。我们有理由相信，借助于舆论的权威性和公信力，互联网媒体能够在营造良好舆论氛围、构建和谐医疗环境和医患关系中，发挥优势，切实承担起相应的社会责任。

3. 建议与对策

3.1 上下共赢，协调发展

互联网医疗是“以用户为中心”和“以患者为中心”的有机结合，与实体医院有着相同的构建和谐医患关系的诉求。对于互联网带来的信息便捷，医疗服务机构必须积极诱导患者，注意避免“盲人摸象”式的自我诊断以及“盲目就医”的线下就医。我国目前还不允许开展互联网上涉及医学的诊断治疗，只能做健康方面的咨询[14]。所以线上线下医疗责任有别，互联网医疗要与线下诊疗协调发展，真正做到构建和谐医患关系。

3.2 医路漫漫，适应转变

秉持“以患者为中心”的服务理念，医生既要适应自身社会角色和医疗服务模式的转变，也要积极适应互联网带给患者在就医体验和医患沟通方面的变化。在互联网上学习交流的同时，医生要同步于互联网医疗的进步，学会在线指导和跟踪病人信息。在线下诊疗时，医生应主动了解患者获取在线健康信息的情况并耐心仔细地提供指导、推荐可靠的信息来源[15]。适应转变的过程就是发展互联网时代的新型医患关系的过程，在加深线下医患信任的过程中，医方要努力保证线上医患关系中“医”“患”“网”三方效益的最大化。

3.3 规范服务，共创愿景

基于互联网构建新型医患关系不仅仅需要医方和患方的共同努力，在线医疗服务供应商在推动互联网健康经济产业发展的同时，要意识到其在加强医患沟通交流、改善医患信息不对称中发挥的作用，互联网媒体更要认识到其在诱导群众意见、传播社会正能量中发挥的不可替代作用。此外，随着可获得健康信息的增长，不准确或误导信息的风险也在提高。信息质量是影响健康信息的重要因素，信息的准确性关系到患者的安全[16]。医疗社交网络平台以及网络媒体必须认识到自己承担的社会责任，积极接受相关部门的监管，在推动医疗服务立法和完善医疗保障制度上贡献力量。只有推动医患关系和谐发展，才能创建医疗市场共赢发展的美好愿景。

参考文献

[1] 谢广宽 . 互联网技术对医患关系的影响 [J]. 中国心理卫生杂志，2015，29（10）：755–759.

[2] 戴菲菲，杨国斌，刘玉秀，等 . 基于医生视角下网络环境对医患关系的影响研究 [J]. 中国医学伦理学，2015，28（4）：552–555.

[3] 戴菲菲，杨国斌，苏义，等 . 网络环境下医患关系的新变化及其改善对策 [J]. 医学与哲学，2013，34（6A）：38–40.

[4] 徐志杰，等 . 应用于健康信息获取的互联网使用研究 [J]. 健康导报：医学版，2016，21（1）：314–315.

[5] Mead N，Bower P. Patient-centredness：a Conceptual Framework and Review of the Empirical Literature [J]. Soc Sci Med，2000，51（7）：1087–110.

[6] 吕宜灵，周尚成 . 我国现代医患关系的模式及形成因素分析 [J]. 中国社会医学杂志，2011，28（5）：305.

[7] 温文，韦兆钧 . 国内外医患关系研究述评 [J]. 大众科技，2015，17（188）：211–213.

[8] 张丽杰 . 浅谈医疗信息化条件下医患服务模式的研究 [J]. 科技咨询，2015（22）：179.

[9] 唐会智 . 丁香园的强大之处在哪 [EB/OL]. http：//www.zhihu.com/question/20500191，2012–11–01.

[10] 弓宪文，王勇，李廷玉 . 信息不对称下医患关系博弈分析 [J]. 重庆大学学报，2004，27（4）：126–129.

[11] 陶月玉，钱介荣，庄永忠，等 . 信息不对称对医患关系的影响及应对策略 [J]. 中国医院，2004，8（1）：50–52.

[12] 石宗兰 . 新媒体环境下医患关系现状问题及对策 [J]. 现代医药卫生，2015，31（16）: 2561.

[13] 周庆 . 论网络媒体在构建和谐医患关系中的伦理责任 [J]. 中国医学伦理学，2015，28（5）: 709–711.

[14] 中国广播网 . 卫计委：不允许开展互联网医疗诊治仅可咨询健康 [EB/OL]. http：//news.cnr.cn/native/gd/20150412/t20150412_51829–6784.shtml，2015–04–12.

[15] 徐志杰，李海昕，等 . 基于医生视角的在线医疗咨询调查研究 [J]. 无线互联科技，2015（23）: 119–120.

[16] 王中显，陈刚，王世宣 . 利用互联网改善医患关系 [J]. 中华医院管理杂志，2011，27（3）: 230.

第二章

医疗社交网络平台的应用效果

第一节 什么是在线问诊

远程健康服务模式中，在线问诊模式占据了主要的地位。在线问诊不难理解，即医疗保健人是在互联网信息技术的支持下，如在线问答、电子邮件、手机短信、视频语音等，为部分患者提供健康咨询建议和疾病诊断等服务。

在线问诊在我国医疗服务体系中的应用时间较短，但随着互联网信息技术的飞速发展，在线问诊在我国的普及度大幅提升。调查数据显示：超过 70% 的受访者表示，通过视频语音、电子邮件等远程医疗手段，自己能够与专业的医疗保健人员进行良好的沟通，并且在线沟通交流的效果远远好于现场沟通。

基于我国门诊就业现状，长期处于高负荷、高压的工作环境下，使得医师和医疗机构无法为患者提供优质的医疗咨询服务，这也是医患矛盾产生的主要原因。再加上部分非核心医疗机构就诊率不足，很大程度上造成了医疗资源的浪费。因此，笔者认为：传统门诊体系中主要存在以下几个问题：①病患就诊往往会受到时间和距离的限制；②医疗资源分配不均；

③非核心医疗机构资金浪费现象比较普遍；④轻度病情问诊占用优质医疗资源。

根据中国医师协会的调查报告：都市人群若感到身体不适时，95.2%表示一点小事不会去医院，只有4.8%会选择去医院了解病情。实际调查的过程中，我们发现：人们拒绝因身体不适去医院的原因主要以下几种：①交通不方便，医院来回一趟耗时长；②医院门诊排队等待的时间太长；③小问题没有看病的必要，挺一挺就过去了；④花那么长时间为看医生五分钟不值得。因此，我们能够认为：拒绝去医院就诊的原因不仅有主观因素，更有客观因素，虽然大众希望去医疗结构了解病情，但从交通条件、时间成本来权衡，才放弃去医疗结构就诊。由此可见，在线问诊模式在这95.2%的人群中有着较大的市场。

调查数据显示：超过70%的医院就诊没有必要进行现场治疗，即当在线问诊成熟时，能够解决这部分人的实际需求，在这个过程中，能够节省大量的物质资源，提升医疗机构的工作效率。随着互联网信息技术的飞速发展，人们获取健康资讯的渠道多种多样，但健康资讯渠道的安全可靠性一直为人们所诟病，众多虚假信息网站加大了大众获取健康资讯的难度。许多网站打着健康建议的幌子，向大众推荐医疗健康产品，严重损害了大众的合法权益。

根据《中国青年报》2014年9月提供的调查报告：49.0%的受访者表示无法分辨网络医疗信息的真伪；26.1%的受访者表示网络医疗信息真实可靠；63.8%的受访者表示网络医疗信息混乱，真假难辨。在深入研究的过程中发现：29.5%的受访者认为患者自身健康素质有限；32.5%的受访者认为网络医疗信息对患者的及时就医有着较大的负面影响；39.7%的受访者认为网络医疗信息多为医疗广告，误导了患者的医疗保健行为；43.5%的受访者认为患者通过网络医疗信息进行自诊的难度较大，网络医疗信息过于片面。由此可见，大众对于网络医疗信息表现出不信任，58%

的受访者表示更倾向于听信医生的意见；67.1% 的受访者表示身体出现不适时，会在第一时间上网搜集相关的病症信息；65.1% 的受访者表示会结合网络医疗信息和医生的建议。不同患者自身实际情况存在较大的区别，因此我们无法针对某一种模式做出具体的评价。

综上所述，大众对于网络资讯信息的需求逐渐提升，但网络医疗信息的安全性无法保障。基于现状，人们渴望获得有针对性的医疗保健建议，既能够最大程度上节省就医的成本，又能够满足自身实际需求。在线问诊模式中，大量的专业医师能够为民众提供可靠的医疗健康咨询服务，极大地满足了医疗市场的供应需求。

现阶段，在线问诊的方式主要有以下几种：视频语音、在线问答、电子邮件、电话短信等，不同的方式，医疗咨询服务的专业性和便捷性也有着较大的区别。通常情况下，在线问诊的方式越便捷，其准确性越无法保障，并且不同在线问诊方式中，专业医师的响应时间也不尽相同，少则 15 分钟，多则 24 小时。

相比于视频语音，电子邮件、在线问答等在线问诊方式中，医师与患者之间的交流仅仅停留在文字交流上，患者通过症状描述、提出疑问、附加照片等进行询问，医师根据患者提供的资料对患者的病情进行客观的评估，并且及时给出相应的健康建议。电子邮件、在线问答等为轻问诊模式。早在 2011 年，我国就开始了轻问诊模式，如百度问医生、春雨医生以及快速问医生等。轻问诊模式中，医师的响应时间较短，通常情况下 15 分钟之内就能给出相应的健康意见，具体情况还需要根据患者的实际情况而定。

由于轻问诊模式中，医生无法进行传统的“望闻问切”，进而使得在线问诊的准确性无法保障，很容易出现健康建议与患者实际状况不符的情况。此外，在线问诊中，患者面对的是一个听不见、看不着的医生，仅仅是文字上的交流，无法帮助医生准确把握患者的实际情况，进而使得患者质疑医生的可信度。现阶段，国内外为了规范轻问诊模式都有相配套的法律保障体系，如规定提供轻问诊服务的公司不得为患者开处方，这样一来，问诊模式中医生的专业性和权威性进一步受到影响，医生自然无法从中获取相应的回报。

在线问诊的简单便捷，自然就意味着患者就医的成本低，医生在每个病案中的投入时间也较短。通常情况下，对于患者提出的医疗健康问题，医生只需要在5分钟之内就能给出令人满意的答复，医生能够将空余出来的时间用于研究其他病案，不仅提升了医疗就诊的效率，还有效地降低了患者就医和医生出诊的成本。

实际发展的过程中，我们发现：在线问诊的目的不仅仅在于解决为大众就医提供便捷的条件，及时解决大众的实际医疗健康问题，更在于筛选病人，根据患者的实际情况，为其提供相应的医疗健康建议：

分流筛选病人：对于轻度患者，没有必要去医院就诊，在线就诊就能够解决患者的实际问题，从而节省患者的就医成本和时间成本。此外，在线问诊还能够根据患者的实际情况，决定患者是否需要去医院现场做进一步的检查，从而起到患者分流筛选的作用。

健康咨询建议：在线问诊模式简单便捷，能够为特殊咨询群体提供便捷有效的健康建议。如怀孕期间不宜吃什么食物、慢性胃炎怎样保养等。这些基本的要求，在线问诊就可以满足，患者也能够从中获取准确、可靠的健康指导。

视频语音在线问诊对于医疗机构的在线问诊专业性、网络技术以及远程设备的要求较高，但相比于其他形式的在线问诊，它能帮助医生更为准确地把握患者的实际情况，能够有效提升医疗健康建议的可靠性。相比于西方发达国家，我国医生资源流动政策存在较多的制约因素，使得国内能够提供专业视频语音在线问诊项目的医疗机构较少。在美国，提供视频语音在线问诊服务的机构，能够直接为病人开处方，或者将处方通过电子邮件的方式直接发送到病人附近的药房安排配药。这种短信、电子邮件、在线问答以及视频语音多维度的医患交流平台，能够最大程度上满足大众的实际需求。

第二节 互联网医疗的机遇与挑战

现阶段，全国医疗行业的移动互联企业已超过 2000 家，但大多数移动互联企业都致力于医疗系统平台 App 的研发工作，旨在通过现代化的 App 系统平台争夺更多的病员、号源、导医以及预诊，进而提升移动互联企业的核心竞争力。基于医疗机构的发展现状，我们能够看出看病难、看病贵的矛盾仍然比较突出，App 系统平台治标不治本，无法有效地解决看病难、看病贵的问题。

随着互联网信息技术的飞速发展，社会各界对于互联网医疗领域的关注程度逐渐提升，一时间，大量外部融资的涌入在推动互联网医疗产业发展等方面发挥了至关重要的作用。即便如此，国内公立医院以及医保的缺位，严重阻碍了互联网医疗产业的发展，缺乏完善的行为监管体系，以致于我国互联网医疗产业至今尚未形成规模化的盈利模式。

传统医疗模式中，医院是连接医生、患者、药品供应商以及保险商的主要平台，四方利益长期处于不平等的状态。互联网医疗生态的介入，打破了原有的医院“垄断”模式。在互联网信息技术的支持下，患者、药品供应商以及保险商都能够直接与医生进行沟通，极大降低了患者就医的成本。传统医疗模式需要积极迎合互联网医疗产业的发展趋势，最大程度上降低医保开支，优化医疗资源配比制度，充分利用自身的优势资源，为互联网医疗产业的发展营造良好的竞争氛围。

有关专家表示：互联网医疗产业发展的过程中，必须立足于体制改革，即公立医院原有的医生、医院管理者、医院、药品供应商以及保险商的利益组织结构需要进行调整，营造良好的内部竞争氛围，从而推动互联网医疗产业的可持续发展。

基于国内人口老龄化的发展现状，人口发病率逐渐提升，相关医疗费用也在不断攀升，在这个过程中，患者对于医疗服务的个性化需求也有了显著的提升，医疗服务体制改革势在必行。机构预测数据显示：2013～2020年期间，全国医疗服务行业收入年增幅可为8%，到2020年，全国医疗服务行业的收入将有望达到5.41万亿元。

面对如此大的一个商业“蛋糕”，提升利益分配机制的合理性显得尤为重要。随着互联网信息技术的飞速发展，社会各界对于互联网医疗领域的关注程度有了显著的提升。在互联网经济发展的背景下，大量互联网医疗创业公司不断涌现，在推动互联网医疗产业发展等方面发挥了至关重要的作用。有调查数据显示：2013年前，互联网医疗结构的投资较少，2013～2014年期间为投资蛰伏期；2014年之后，互联网医疗产业的市场投资额大幅上涨；截至2015年，互联网医疗产业的累计投资高达18亿元。

数据还显示：现阶段互联网医疗项目中，投资最集中的主要为母婴健康、中医推拿、医疗信息、医患沟通以及慢病管理等。主要业务集中在医患连接、智能硬件健康管理以及大数据预防病症等领域，充分利用互联网信息技术的优势资源，强化医生与患者之间的联系，从而提高医生诊疗的水平。但患者移动医疗服务中的诊断和处方，还需要线下操作。

由此可见，移动医疗产业发展的过程中，必须立足于“数据”和“入口”，医疗数据和医保话语权是决定移动医疗创业企业核心竞争力的主要因素。企业需要结合自身的发展现状，充分利用自身的优势资源，加大商业保险合作、个人健康档案以及医疗数据征信等领域的开发力度，为移动医疗产业的可持续发展打下坚实的基础。

相比于西方发达国家，我国互联网医疗产业仍处于发展的初级阶段，缺乏健全完善的行为监管体系，至今尚未形成规模化的盈利模式，并且实际运作的过程中仍然存在较多的问题。因此，国内互联网医疗产业存在较大的发展空间。

支付方和医保的缺失，使得互联网医疗处于无人买单的状态，这对互联网医疗产业的可持续发展有着较大的负面影响。除此之外，公立医院对于互联网医疗产业的认知程度不足，不愿意与互联网医疗产业共享优质的医生资源，使得互联网医疗产业缺乏足够的核心竞争力。

现阶段，国内医疗健康数据处于无人监管的尴尬境地，在这个过程中，医疗服务的价值随着互联网信息技术的飞速发展有了显著的提升，其中主要体现在以下三个方面：①垂直慢病管理的效率低下；②在线轻问诊仅仅停留在健康咨询的层面；③医患矛盾突出，医生资源分配不均。由于医院在药品流通的过程中长期处于主导地位，网售处方药相关法律保障机制尚未全面落实，用药安全问题无法保障。

虽然互联网医疗产业涉及到轻问诊，但相关网络医疗并没有给予轻问诊足够的法律支持，使得轻问诊的过程中，医生只能根据患者的文字、图片来判断患者的实际情况，无法保障医疗建议的有效性。加之国内对于可穿戴设备的检测精度较低，相关设备导出的医疗数据真实性无法保障。

第三节 在线答诊对医生的影响

现在用于医疗的互联网服务，一类是专注医生之间讨论的，比如丁香园，医生可以就自己的临床问题展开讨论。它的好处在于，本来发表学术论文是需要门槛的，而网上的讨论打破了这个门槛，让医生们可以自由表达，促使信息流通，是有助于医生临床水平提高的。但问题在于，此方式对于改善目前国内的医疗现状帮助不大。因为这种讨论可以看做是医生继续教育的一部分，若查阅文献或者看教科书，同样可以获得提高。

另一类是专注医患间的，比如好大夫、春雨医生。通过这类平台，病人可以很方便地向医生咨询，医生也可以获得一部分额外的收入。其好处是，病人看病更方便了，一些小毛病不舒服，可能不用跑医院，网上问问或者打个电话就解决了，而且费用也在接受范围内。而对于工作之外还有余力的医生，这也不失为一种实现价值的手段。但这种方式也存在问题。比如很多医生注册了春雨医生以后，就一直没有用过，主要是因为觉得麻烦，需要占用太多业余时间。值得注意的是，春雨医生中患者的咨询是付费的，其实就是医生的病人了，那么他们的问题医生就不能拖，医生得像在现实中对待病人那样及时回复。另外，春雨医生是针对具体病人具体疾病的，病人咨询的时候基本都不会提供医生需要的完整信息，还需要医生继续询问让病人补充，故需要一定互动，这样相对比较耗费精力。

而这个平台上的患者一端，他们在选择医生的时候可能存在盲目性，他们依然不了解医生的实际情况，他们选择的依据，依然是医生所在医院、他的职称和头衔。另外，在平台上病人不能做检查，不能做手术，甚至连最基本的体格检查也不能做。最终，这个平台就变成了一个“方便咨询门诊”，它仅仅是让病人和医生搭上了关系，而对于患者的实际医疗改善程度有限。

除此之外，还有一个就是对于医学知识的科普，比如百度百科，还有诸如微信服务号的各种转发。这些方式的好处，是可以使普通大众更容易地获得一些医学知识，缩小医患间的信息差距。但问题更大，那就是鱼龙混杂，科普中混杂大量谣言，让人无所适从。对于医学知识，相比起被谣言所骗，不如患者一无所知。所以，关于网络的医学科普，是亟需净化的。

总的来说，互联网打破了各种门槛，各种信息可以自由地流通。医疗作为一种社会稀缺资源，它最宝贵的部分就是人——医生，所以，医疗体制的良性变革，应该重视医疗服务提供者的感受，如果忽略医生体验的变革，注定只能是一厢情愿。而网络平台恰恰有可能很好地满足医生的需求。

就医生而言，除了可以通过网络获取相关专业知识之外，过去要获得更多资源，就不得不争取进大的医院，努力晋升职称。而网络可以打破这个限制，虽然可能现在还没做到，但至少具备打破的实力。因为网络平台门槛低，医生也不用晋升到什么职称，就可以直接通过网络展现自己，让病人了解自己。随着手机移动互联网工具的快速普及，改变了用户的日常生活习惯，也在一定程度上改变了其就医习惯。而互联网天生就是一个品牌传播、信息传播的加速器，因而医生可以通过互联网更快地进行个人品牌的传播。

第四节 远程医疗下的处方流失问题

随着我国远程医疗的不断发展，以网络为媒介获取处方，已经成为医药电商和零售药房销售处方药的一种尝试性突破。例如武汉中心医院加入了天猫医药馆为大众提供远程医疗服务。“好药师”取得了武汉市中心医院门诊药房部分药品的远程销售配送业务。不过，由于远程端就诊量的大幅增加，处方流失成了不可避免的现象，而这又会带来以下几个方面的问题。

第一，由于处方的流失，在一定程度上可能会影响零售端的药品价格。就美国远程医疗尝试而言，抗生素的使用量不仅没有减少，反而较线下略高。其主要原因在于：首先是医生无法全面掌握病人的病情，只能以增加广谱抗生素来应对。其次，则是由于病人主动要求医生开具抗生素。这便导致整体医疗支出偏高。

在我国，这种现象也普遍地存在。如果病人要求医生开具大量处方，这就导致了处方的大量外流，虽然在一定程度上医生没有直接获得相应的经济利益，但由于对病人病情的保守估计，导致其开具的处方并不一定适合病人，这反而在一定程度上增加了病人费用的支出。

第二，目前还不确定，处方的外流与是否与医生获取的经济利益无关，于是，提高处方药品的销售量，减少病人在处方药品方面的支出，从而减少医保支出，该逻辑是否成立目前也尚无定论。

结合当前处方外流的实际情况而言，处方开具者的发展速度仍然十分缓慢，这是由于当前我国市场处于初级阶段，需要以医院为主体，来为其他机构或人员提供远程医疗服务。而就零售端销售方而言，由于当前点少，销售者多，处方流失在一定程度上会消耗部分医生的经济利益，而为了获取更多经济利益，可能会导致部分销售者与相关医疗机构联合起来，通过给与某些医生一些补贴，来占据市场。这种存在利益瓜葛的处方外流并不利于远程医疗服务的发展，其在很大程度上阻碍了远程医疗服务的正常发展，同时并未从根本上减少病人就诊时的医疗费用，也不利于我国医保费用的控制。

倘若零售端与远程医疗机构以协作方式来分配因处方外流而带来的经济利益，其本质并未减少医保费用，而仅仅是将利益捆绑由医院内部转移到了医院外。而就零售端而言，这也仅仅是其获取处方的一种渠道，其只需向远程医疗机构支付一定费用，就可以获取更多经济利益，如此便不可能将药品的价格降低至合适范围，从而无法从本质上减少病人的医疗费用和医保费用。

上述问题的解决方法，可以通过加大医药行业的监管力度和设立第三药方管理来进行。通过在医生和药房之间设立第三药方管理，来制约药房和医生之间的经济链条。通过对处方外流的监管，可以对药方的必要性进行严格审查，确定其是否符合病人的病情、症状，这便有利于控制抗生素的滥用和过度开药的现象。而对于药房和医生之间的经济利益问题，可以通过第三药方管理机构，对处方来源进行屏蔽，从而使得药房无法追溯到处方来源，这便从根本上切断了药房和处方医生之间的经济链条。如此便能促使零售端的处方药价格降低至合适范围，从而降低患者的医药费用，有利于国家对医保费用的控制。

但是，要构建处方管理体系是较为困难的。首先，需要共享医疗数据，将病人的电子病历和其本人进行捆绑，使其不再局限于医院机构中。这是构建处方管理体系的基础，但是实行起来需要耗费大量人力、物力和财力，挑战性相当巨大。其次，则需要构建起精细化的处方管理模式，以手动审核和自动筛选的方式来对处方进行审查，这便又需要大量的用药数据经验，而我国在这一方面还十分缺乏。

总体而言，虽然处方的外流可以为零售端带来一定经济效益，但从长远来见，倘若没有一个独立的第三方处方管理机构来对其进行监管，则很难从根本上杜绝药品的滥用，打破零售端和远程医疗机构之间的利益往来。

第五节 挂号 App 与号贩子的较量

2016 年 1 月 25 号，有网民在微博上发布了一条关于医院挂号的视频：东北女孩怒斥号贩子，称自己排队十几个小时挂不上号，号贩子将原价 300 元的专家号炒到了 4500 元。此外，该女子还声称：医院与号贩子里应外合，将原本紧张的票源拿出来倒卖，从中赚取高额的差价。

为什么号贩子如此猖獗，众目睽睽之下无视法律法规。视频曝光之后，相关部门和媒体开始介入调查，调查结果显示“黄牛”炒号的方式主要有以下几种：①“号贩子”24 小时不间断地通过电话、网络预约挂号，一旦找到合适的买家，号贩子便根据买家的信息进行重新预约；②提前和买家协商好，用相关患者的就诊卡到医院通宵排队；③直接将预约的号卖给患者，由于医院无权干涉患者的个人信息，只能默许这种顶号就诊的情况；④号贩子谎称自己是病人家属，要求医生加号。如此一来，即便医生知道就诊的过程中存在大量的号贩子，但自己也无权干涉，医院同样如此。

任何浏览器，只要我们输入“挂号”等关键字符，便会出现众多相关的挂号 App、挂号网站，试想，当下号源紧张，挂号 App 和挂号网站是如何挂上号的？对于医院而言，推出挂号 App 的目的在于节省患者排队挂号的时间，降低患者的就诊成本，但实际发展的过程并没有按照医院的预想，大量“抢号利器”应运而生，不仅没有起到惠民的效果，反而为号贩子谋求个人利益、扰乱正常的挂号秩序提供了便利的条件。网络“黄牛”抢票时，会同时在几十台电脑、手机的“秒杀器”上抢号，一旦出现空缺的票源，立刻就被“黄牛”收入囊中。

对于号贩子而言，医院挂号 App 设置的防护墙不在话下，无非就是频繁更换多种挂号方式而已。从某种程度上讲，挂号 App 并不能缓解挂号压力，由于实际医生资源并没有增加，挂号 App 的作用仅仅在于挂号形式的分流而已，即便患者通过挂号 App 来挂号，仍然需要在网上“排队”，唯一的差别就在于不需要再去医院彻夜排队。有人通过调查发现：12 元的专家号转手炒到 800 元的情况是属于比较常见的现象。号贩子的行为不仅破坏了正常的挂号秩序，还极大地打击了患者的服务感知度，对改善医患关系有着较大的负面影响。

基于现状，打击网络“黄牛”还需要从挂号实名制入手，这点可以参考火车购票实名制。由于“黄牛”炒号的过程中会涉及交易账号，相关部门在督查“黄牛”行为的过程中，一旦发现其中存在号源倒卖的行为，可以依法查封“黄牛”的账号。但这种方法也只是治标不治本，根治“黄牛”还需要从“黄牛”的生存土壤入手，试想如果号源充足，患者能够在第一时间挂上号，“黄牛”自然也就无所遁形。对于大医院而言，专家号资源匮乏，无法满足患者的个性化需求，再加上现有的就医模式存在较多的缺陷，以致于医院无法有效解决挂号难的问题，仅仅通过预约平台是无法从根本上解决问题的。从某种程度上讲，挂号难属于结构性的问题，这与医院医疗资源分配、分级诊疗体系不完善有着密切的联系，对于医院而言，需要充分利用自身的优势资源，优化内部资源配比制度，提升就诊效率，最大程度上满足患者的个性化需求，从而改善医患关系，为构建和谐社会打下坚实的基础。

从医院长期发展的战略角度来讲，当务之急在于增加医疗资源供给，明确挂号定价对于医疗服务的价值，严肃打击号贩子的倒号行为，切实为民众提供必要的医疗服务。此外，医院还需要致力于完善人力资源管理体系，帮助医生在就诊的过程中实现自我价值，充分调动医生的积极性，促使医生为患者提供更为优质的服务，提升患者的就医体验。

阶段性论文 5

应用于健康信息获取的互联网使用研究

【摘要】目的：获知上海市患者使用互联网获取健康信息的情况，并搜集患者对在线健康信息实用性的评价反馈。方法：随机选取 2015 年 9 月份上海市某三甲医院门诊大厅内的 1000 名就诊者进行问卷调查；采用方差检验和多重逻辑回归分析，分别用于评估不同变量之间的联系和受访者社会身份对使用互联网获取健康信息的影响。结果：回收有效问卷 801 份。大多数受访者有上网的习惯和经历（87.8%），其中使用互联网获取健康信息的比例超过一半（58.4%）；30 ～ 39 岁的中青年（OR = 2.0，95%CI 1.1–3.7）、女性（OR = 3.8，95%CI 2.3–6.4）、本科以上（含）高学历者（OR = 1.7，95%CI 1.1–2.8）、高收入人群（OR = 2.8，95%CI 1.5–5.1）和在职员工（OR = 2.7，95%CI 1.4–4.9）更频繁地使用互联网获取健康信息；公众使用互联网获取健康信息的原因呈多元化，其中“好奇心驱使”的原因占首位（92.7%，418/451）。结论：公众利用互联网获取健康信息的行为不可避免地对医患间的诊疗产生了影响，因此医务工作者应主动地去了解信息技术在医疗领域中的应用与发展状况，帮助患者在互联网上获取可靠准确的信息；同时，卫生行政部门应针对在线健康信息的缺陷，尽快出台相应的政策和监督管理制度，把控好在线健康信息的质量。

【关键词】互联网；在线健康信息；信息技术

互联网如今已成为获取健康信息的一种主要渠道。在美国有高达 79% 的用户使用互联网搜索健康信息 [1]。用户不仅可以直接从网上获取关于疾病的症状、进展和治疗等信息 [2]，更可以和其他患者进行在线交流互动 [3]，甚至进行在线诊疗和购买药品 [4]。然而，由于在线健康信息普遍存在不准确、不完整和不及时等缺陷[5]，其使用的可靠性也受到了相当广泛的质疑。本研究旨在获知上海市患者使用互联网获取健康信息的情况，并搜集患者对在线健康信息实用性的评价反馈，为医务工作者和卫生行政部门的工作提供参考。

1. 对象与方法

1.1 调查对象

随机选取2015年9月份上海市某三甲医院门诊大厅内的1000名就诊者进行问卷调查。低于16岁的儿童不参与本项调查。

1.2 问卷设计

本调查问卷的设计以近年互联网医疗相关调查问卷的形式和内容为基础，结合了本地区互联网使用习惯等实际情况，旨在更准确地获知上海市患者使用互联网获取健康信息的情况。本调查问卷在正式投放之前已进行过小范围样本测试，优化了调查问题的接受性，测试结果不包含在总数据分析中。本调查问卷共包含41个问题，分为4个模块:互联网的使用情况、在线健康信息的获取情况、互联网使用评价及个人基本信息。预计受访者10分钟内可完成调查。

1.3 数据分析

应用SPSS 17.0统计软件进行统计学分析处理，统计描述各组数据均以平均数 ± 标准差来表示；计数资料进行卡方检验；多重逻辑回归分析研究受访人群中应用互联网获取健康信息者之间的社会人口属性关联。在 $P < 0.05$ 时有统计学意义。

2. 结果

2.1 公众互联网使用情况

回收有效问卷801份。大多数的参与者使用互联网（87.8%）；有

91.4% 的参与者家中装有电脑（725/793）；63.6% 的人工作时使用电脑（440/692）。在互联网用户中，99.1%（653/659）的人表示，他们主要使用互联网是在家里。

2.2 使用互联网获取健康信息情况

在参与者中，58.4%（363/622）的人通过互联网搜索在线健康信息。大多数用户表示医生是他们主要的健康信息的来源（89.3%，654/732），而只有 6.7%（49/732）的用户将互联网作为他们获取健康信息的主要来源。利用互联网搜索在线健康信息的比例更少，为每月五次（41.5%，320/771），其中网页搜索信息频率超过每月五次的为 34.5%（266/770）。访问网站的女性用户数量高于男性（$p < 0.001$），并且每月的访问频率也更高（OR = 3.8，95%CI 2.3–6.4）。大学学历及以上者（OR = 1.7，95%CI 1.1–2.8）、在职员工（OR = 2.7，95%CI 1.4–4.9）和较高收入人群（OR = 2.8，95%CI 1.5–5.1）搜索在线健康信息网站更多（$p < 0.001$）。疾病的持续时间和严重程度与访问网站的数量或每个月的搜索频率没有关系（$p > 0.05$）。

大多数用户访问网站时曾经寻找过在线健康信息，特别是患有慢性疾病的人使用在线健康信息要比正常人更多（$p = 0.009$）。拥有大学及以上学历的用户在使用与医疗有关的机构赞助的网站寻找与健康有关的信息的人数比其他人更多（$p < 0.001$）。85%（350/412）的受访者通过互联网为自己搜索医疗信息，为家庭成员或亲戚寻找信息的受访者比例为 76.3%（267/350）；

从人群基本特征考察不同人群对互联网医疗的使用情况，回归分析结果显示，使用互联网的主要人群集中在 20 至 40 岁之间的女性，她们咨询医生的频率达到了每月 2 ～ 5 次。与 40 岁以上组相比，使用互联网搜索在线健康信息的人群主要集中在 30 ～ 39 岁之间（OR = 2.0，95%CI1.1–3.7）。多变量分析表明，疾病的严重程度和持续时间及访问医生的数量与使用互联网获取在线健康信息没有关联。

2.3 患者对使用在线信息的评价反馈

71.7%（271/378）的受访者表示他们认为只有直接从医生那才能获得可靠的信息，16.7%（54/324）的人则认为从互联网上同样可以获得可靠的信息。更多高学历的人比较信任从互联网上获得的在线健康信息（$p < 0.001$）。

只有5.7%（27/475）的被调查者总是信任从互联网上获得的在线健康信息，33.1%（157/475）的人经常信任，51.4%（244/475）的人偶尔会选择信任。此外，2.2%（10/462）的人总是应用从互联网上获得的在线健康信息，没有咨询他们的医生，27.1%（125/462）的人有时会这样做，33.8%（156/462）的人表示永远不会这么做。更多的男性直接应用从互联网获得的在线健康信息而没有咨询他们的医生（$p = 0.012$）。

大多数用户认为使用互联网搜索在线健康信息是有用的（84.2%，401/476），84.2%（7/476）的人认为是有害的，14.3%（68/476）的人认为没好坏影响。互联网用户在因特网上搜索在线健康信息有许多原因，最普遍的原因是纯粹的好奇心（92.7%，418/451）。

3. 讨论

从本调查的结果来看，结合国内外其他相关调查，互联网被应用于健康信息的获取在频率和范围上都呈现出明显的上升趋势。尽管使用互联网获取健康信息的动机存在多样性且难以逐一对其分析，但总体上这一趋势应当受到医疗行业的重视。我们认为，近年来互联网不断地进步与普及以至被广泛用于医疗健康领域，根本上是因为互联网的这一应用的产生，减少了医患信息不对称的差距，并增强了患方在诊疗中的参与度。据本研究调查显示，大多数患者目前仍将接诊医生的信息作为首位参考，同时在诊疗过程中也表达出和医生分享在线健康信息的意愿。由此说明，患方向互联网寻求帮助并非完全是出于对医方的不信任或排斥，而恰恰是其参与诊疗的主动性增进的表现。因此对医生而言，积极主动地去学习在线健康信息的使用，并且在与患者交流时有意识地了解患者互联网的使用情况，有助于处理好与使用互联网获取健康信息的患者之间的关系，提升诊疗效率与患者满意度，另外还能帮助患者减少在线健康信息因不完整、不真实、不更新、不匹配等特性带来的负面影响。在这一点上，有赖于卫生行政部门针对在线健康信息的缺陷，尽快出台的相应的政策和监督管理制度，把控好在线健康信息的质量。

参考文献

[1] S. R. Cotten, S. S. Gupta, Characteristics of Online and Offline Health Information Seekers and Factors that Discriminate between Them, Soc.Sci. Med[J], 59（9）: 1795–1806.

[2] J. G. Anderson, M. R. Rainey, G. Eysenbach. The Impact of Cyber Healthcare on the Physician–patient Relationship, J.Med. Syst[J], 27（1）: 67–84.

[3] M. J. de Boer, G. J. Versteegen, M. van Wijhe, Patients' Use of the Internet for Pain–related Medical Information, Patient Educ. Couns[J], 68（1）: 86–97.

阶段性论文 6

在线医疗保健信息服务平台中的医生网络评价功能刍议

【摘要】现代社会高速发展的信息化技术已得到广泛应用和普及，尤其在医疗保健领域方面备受公众的青睐。近年来兴起的在线医疗保健信息服务平台通过实现医生与用户的在线对接，为后者提供了大量的直接的医疗保健指导，在一定程度上有效减少了医患间的信息不对称矛盾。但如何在网上选择合适的优质的信息来源，是用户首要考虑的问题。当前部分在线医疗保健信息服务平台自带的医生网络评价功能即为用户的选择提供了参照。本文以“好大夫在线”为例，通过阐述平台上的医生网络评价功能，分析其中存在的利弊问题，为完善该功能提出相关的建议与对策。

【关键词】在线医疗保健信息服务；医患关系；网络评价

在线医疗保健信息服务平台的兴起，为互联网时代下求医者获取医疗健康信息提供了一条高效便捷的新途径，在一定程度上缓解了医患间信息不对称的矛盾[1]，但部分用户常在如何在网上选择合适的优质的信息来源的问题上感到手足无措，多数情况下只能依靠自己的经验和尝试来选择。当前部分在线医疗保健信息服务平台自带了医生网络评价功能，即为用户提供过健康信息指导的医生在完成服务后可获得被服务用户的主观评价，该评价可被其他网络用户所观察到，以此为其选择提供参照。本文以“好大夫在线”网站为例，通过阐述平台上的医生网络评价功能，分析其中存在的利弊问题，提出相关的建议与对策。

1. 医生网络评价功能简介

医生网络评价功能是部分在线医疗保健信息服务平台为帮助网络用户参照和鉴别健康服务来源的质量与适合情况，同时实现宣传自身医疗资源实力的目的而开发的一项功能。用户借助此项功能，可以对为其提供过医疗保健指导的医生做出评价，由于该评价可被其他用户所见且无法被医生修改，故它直接反映了该医生提供健康指导的水平与适用性。

以“好大夫在线”网站为例，用户在接受医生的健康指导服务后可通过“疗效”（分为“很满意”“满意”“一般”“不满意”和“还不知道”五种）和“满意度”（分为“很满意”“满意”“一般”和“不满意”四级）来对医生做出直接的主观评价，同时也可以选择填写“本次治疗费用”“治疗方式”以及描述“治疗经过”等客观情况。另外，用户还可以给医生献上“虚拟礼物”，并附上感谢和祝福的话语。一名医生的所有评价都以列表的形式清晰呈现，其他用户可以选择点击该评价是否“有帮助”，还可以回复该评价，进一步询问用户在线医疗咨询的具体相关情况。值得一提的是，每位做出评价的用户必须填写自己的真实姓名与联系方式，该信息不会公开，但网站的工作人员会在三个工作日内联系评价者以核实评价，若无法联系到本人，该就医经验就会被删除。

2. 医生网络评价功能的利弊分析

2.1 医生网络评价功能的益处

在线医疗保健信息服务平台自带的医生网络评价功能为网站用户提供了快捷方便的医生查询与评估导向，由于拥有较高人气的医生在线时间长、答疑经验丰富，因而能为用户提供更全面更适用的健康指导。另一方面，对医生的评价因可被其他用户浏览到，其他用户可对评价提出自己的看法或追问有关情况，故而方便了用户之间的互相沟通，在一定程度上减少了盲目性。

2.2 医生网络评价功能的弊端

从目前用户对医生的评价来看，用户评价医生的项目指标不够丰富，对医生的“满意度”的主观评价可能过于笼统，且多数用户没有填写“疗效”“治疗费用”等客观情况。同时，好评往往占了绝大多数，其他用户难以浏览到对医生不利的评价，减少了可信信息的完整性。另外，医生的网络评价已成为医生诊费的直接依据，用户盲目相信网络评价可能会导致优质医生资源的错失。

3. 完善医生网络评价功能的对策和建议

3.1 进一步细化医生网络评价的项目和方式

除目前通用的用户“满意度”和“疗效”外，网站应增加其他的评价项目，如“答疑时间”“答疑方式”等；对“满意度”这一项目也可进一步细化为“服务态度”“问题解决情况”等。此外还可增加对医生答疑情况的统计处理，例如将用户对医生的满意度制成折线图或列表，或用饼状图显示答疑费用和疗效，使医生的网络评价更直观、更动态。

3.2 为非活跃在线医生提供发展的平台

鉴于多数医生平时工作繁忙，在线答疑的时间可能较少且不稳定，因此无法积攒足够的用户群，其网络评价可能缺乏吸引力，但其在线答疑的水平和态度应不容否认[2]。建议网站考虑为非活跃在线医生提供良好的发展平台，使其价值得以体现。例如，邀请医生撰写科普文章，并将优质的文章在页面中统一呈现，用户可根据优质的文章认识医生；或网站可定期将高质量的答疑在页面中统一呈现，使用户通过高关注度的答疑认可医生。总之，将医生的实际工作的评价与对医生本人的评价相结合，应是完善医生网络评价功能的一种策略。

参考文献

[1] 徐志杰，等. 应用于健康信息获取的互联网使用研究 [J]. 健康导报：医学版，2016，21（1）：287、291.

[2] David Dranove. Demand Inducement and the Physician- Patient Relationship[J]. Economic Inquiry. 1988，（2）：281-298.

从博弈论视角观察网络医疗健康资源的使用对医患关系的影响

【摘要】目的：获知公众对网络医疗健康资源的了解和使用现状，并根据个体在院内的实际就诊体验情况，探索网络医疗健康资源的使用对医患关系的影响。方法：在电子问卷平台上完成问卷的制作后以电子链接的形式扩散，对网民进行随机调查，根据其反馈中受访者有无使用互联网获取医疗健康资源的习惯将其分为研究组与常规组，比较两组网民线下就诊的体验差异。采用 t 检验评估网络医疗健康资源的使用对医患关系的影响。结果：回收有效电子问卷 1232 份。近半数的受访者有使用互联网获取医疗健康资源的经历（49.6%）；常规组对院内实际就诊体验情况的整体得分为 3.11 ± 1.18；研究组为 3.54 ± 1.11，两组间差异有显著统计学意义（P ＜ 0.001）。结论：网络医疗健康资源的使用是消除医患间信息不对称的重要途径，对提高医患关系的质量有一定的促进作用，而效果关键在于患者对资源的理解和运用程度，以及在医患互动过程中医务人员发挥的引导作用。

【关键词】互联网医疗；医患关系；信息不对称；博弈

互联网信息技术的发展推动了各行业经营模式的巨大改变，尤其是对保守性较强的医疗领域产生了不可忽视的影响。有资料表明，在美国高达 79% 的用户使用互联网搜索健康信息，用户不仅可以直接从网上获取关于疾病的症状、进展和治疗等信息，更可以和其他患者进行在线交流互动，甚至进行在线诊疗和购买药品[1]。本研究旨在获知公众对网络医疗健康资源的了解和使用现状，并根据个体在院内的实际就诊体验情况，探索网络医疗健康资源的使用对医患关系的影响，并根据博弈论中的信息不对称理论试解析之。

1. 对象与方法

1.1 调查对象

在电子问卷制作平台“问卷星”网站上制作电子问卷后生成电子链接，从 PC 端和移动端相结合的多种社交媒体渠道上将电子问卷进行扩散与调查。故调查对象理论上应为活跃在各社交媒体上的互联网用户。低于 18 岁的儿童和青少年不参与本项调查。

1.2 方法

本调查问卷的设计以近年互联网医疗相关调查问卷的形式和内容为基础，结合了本研究拟获取的相关指标形成问卷。本调查问卷共包含 32 个问题，分为三个模块：网络医疗健康资源的使用情况、院内就诊体验反馈及个人基本信息。预计受访者 5 分钟内可完成调查。本调查问卷在正式投放之前已进行过小样本（353 份）测试，优化了调查问题的接受性，测试结果不包含在总数据分析中。

根据其电子问卷反馈中受访者有无使用互联网获取医疗健康资源的习惯将其分为研究组与常规组，在问卷中设计 5 个问题，调查两组用户最近一次线下就诊的体验情况并作对比，观察有无差异及分析。5 个问题分别为“就诊后对疾病的认知了解程度”“对医生态度的评价”“医患互动交流的内容量”“对诊疗方案的认可程度”及“接受治疗与康复的信心”。评分标准分为 5 档，对应 1 ～ 5 分。

1.3 数据分析

应用 SPSS 16.0 统计软件进行统计学分析处理，统计描述各组数据均以平均数 ± 标准差来表示；均值比较进行 t 检验；在 $P < 0.05$ 时有统计学意义。

2. 结果

2.1 网络医疗健康资源的使用情况

回收有效电子问卷 1232 份。近半数的受访者有使用互联网获取医疗健康资源的经历（49.6%）。在有使用网络医疗健康资源习惯的人群（以下简称“研究组”）中，66.7%（407/611）的用户“偶尔使用”（1 ～ 2 次 / 年）互联网获取医疗健康信息，且整体对在线健康信息的实用性表示肯定（463/611）。其中“在线挂号”（354/611）和“专家门诊预约”（228/611）两项功能最常被使用。在没有使用网络医疗健康资源习惯的人群（以下简称“常规组”）中，34.0%（211/621）的用户最担心在线医疗信息质量，26.5%（165/621）的用户最担心个人信息泄漏问题。

2.2 院内就诊体验反馈情况

对常规组与研究组共同测试有关近期院内就诊体验的相关 5 个问题（注：研究组的院内就诊体验指定为“最近一次在使用网络医疗健康资源后前往医院就诊的经历”），经统计后数据显示：研究组整体平均得分为 3.54 ± 1.11，常规组为 3.11 ± 1.18。具体数据如表 1 所示。

表 1　常规组与研究组近期院内就诊体验自我评分比较

组别	人数	问题 1	问题 2	问题 3	问题 4	问题 5	平均值
常规组	621	2.87 ± 1.30	3.33 ± 1.15	3.15 ± 1.12	3.11 ± 1.14	3.09 ± 1.14	3.11 ± 1.18
研究组	611	3.52 ± 1.18	3.54 ± 1.05	3.57 ± 1.24	3.49 ± 1.10	3.59 ± 1.14	3.54 ± 1.11
t		9.185	3.346	6.241	5.952	7.697	6.586
P 值		＜ 0.001	≈ 0.001	＜ 0.001	＜ 0.001	＜ 0.001	＜ 0.001

3. 讨论

3.1 信息不对称下的医疗困境

著名经济学家、诺贝尔经济学奖获得者阿罗（Arrow，1963）在论述医疗市场的特征时提出，医疗市场中医患双方处在的信息不对称状态，使购买医疗服务出现很大的风险和不确定性[2]。信息不对称是社会分工发展与专业化程度提高的必然产物，普遍存在于市场上的各个领域中，但鉴于卫生健康对个人和社会的重大意义，以及医疗服务行业的特殊性，医患之间的信息不对称问题近年来备受关注，特别是我国的医疗卫生行业自1992年向市场经济模式的转变，使得医患利益矛盾日益凸显，并最终以极端的冲突形式爆发了出来。2014年《中国医师执业状况白皮书》对医师执业状况调研的结果显示，59.8%的医务人员受到过语言暴力，13.1%的医务人员受到过身体上的伤害[3]。可见，当前的医疗环境特别是医患关系呈现出的局面不容乐观。

国内多数研究医患间信息不对称的学者常在论著中提及信息不对称导致的两个后果，即由事前信息不对称导致的“逆向选择”问题与事后信息不对称导致的“道德风险”问题。“逆向选择”问题最早见于阿克洛夫在1970年提出的“柠檬市场模型”[4]，在该模型中阿克洛夫指出，当市场交易中的买方由于信息不对称无法辨别商品的优劣时，仅愿意以平均价格购买，故次品因价格优势胜出，同时良品无法成交继而退出市场，即所谓“劣币驱逐良币”现象。“道德风险”则是20世纪80年代西方经济学家提出的一个经济哲学范畴的概念，是交易中的一方不完全承担风险后果时所采取的使自身效用最大化的自私行为，如“诱导需求”[5]。部分学者认为，“逆向选择”问题降低了医方提供医疗服务的质量，而“道德风险”问题增加了患方获取医疗服务的成本，因而得出“信息不对称导致了市场失灵”的结论[6]。

3.2 网络医疗健康资源对缓解医患矛盾的影响

然而，当前国内的医疗卫生行业并未真正实现自由市场化，其本质仍然是政府控制下的垄断行业，故医疗资源配置极端不均，造成了医疗服务价格的扭曲和质量的参差不齐。因此，信息不对称带来的问题不应为医患矛盾的主要方面。尽管如此，医疗领域仍然与社会其他各领域相互交融，保持着一定的开放性。在互联网与信息技术高速发展背景下兴起的“互联网+”等一批新兴行业即为医疗行业市场化的进程增添了新的动力。

当前，互联网在为患者提供充足健康信息资源上发挥了巨大的作用。网络健康信息帮助病人从健康信息的被动接收者转变成积极的消费者，部分地平衡了医患间信息不对称的状态[7]，改变了以往医患间主动—被动的家长式关系[8]。从我们的调查结果来看，有使用网络医疗健康资源习惯的人群较常规组有着更好的线下就诊体验（常规组综合评分 3.11 ± 1.18，研究组综合评分 3.54 ± 1.11，$P < 0.0010$），反映出网络医疗健康资源的使用有利于医患关系的和谐。

我们有必要对两组间的线下就诊体验差异的原因做深入的讨论。必须承认，尽管医患间信息不对称导致的“逆向选择”与“道德风险”不一定发生于所有患者的诊疗过程中，它们的负面影响始终是不容忽视的。首先，网络医疗健康资源在缓解医疗中的“逆向选择”问题上发挥了明显的正面作用。在本课题的前期调查研究中我们发现，“网上挂号”与“在线寻医”两项功能占据了网络医疗资源使用频率的前两位。具有该功能的医疗类网络平台允许用户在互联网上根据自身实际情况（有时是由第三方参与提供推荐服务）选择相关医学领域内的不同级别或声望的专家，使医生资源公开化、透明化，在一定程度上可有效地避免患者走入“柠檬市场”。有学者将诊疗过程看作医患博弈，故我们可用博弈矩阵来表示之，见表 2：

表 2　就诊时医患选择策略的博弈矩阵

医方 \ 患方	遵从	替代
尽责	(c, a)	(−d, −e)
应付	(b, −a)	(−g, −f)

表2假定医方可以选择尽责地为患者诊疗（详细地问诊与体格检查）或应付了之（开出不必要的检查项目），患者可以选择遵从医生的诊疗方式或选择其他方式替代治疗（离开医院另寻他法），医患双方的得失以（x，y）的形式表示。假定括号内的字母代表的数值均为正值，且有 $|a| > |b| > |c| > |d| \approx |e| > |f| > g$。对于医方而言，其存在占优选择“应付”，因为患者选择“遵从”时有 $b > c$，或选择“替代”时则 $-f > -d$。但对于患方而言，并不存在占优选择，因为当医方选择尽责时患方选择“遵从”，医方选择“应付”时患方选择“替代”。故将医患关系看作博弈论中的“囚徒困境”并不确切。相反，我们可以借助市场信息互通共享的条件，为患方的选择提供信息上的便利，减少医患信息不对称，从而优化医患博弈，在多次博弈的整体上接近帕累托最优。

在表2中，假定医方选择“尽责”的概率为P，选择“应付”的概率为1–P。故当 $Pa-(1-P)a > -Pe-(1-P)f$，即 $P > a/(2a-f+e)$ 时患者选择“遵从”，否则为“替代”。由于 $a > e-f > 0$，故 $1/2 > P > 1/3$，意为当患者估计医生选择“尽责”的可能性不低于1/3至1/2时更应该选择配合医生的诊疗方案。过去，人们通过医生的资质和口碑估计医生尽责的P值；现代社会中，网络在体现医生和医院的声誉上扮演了重要的角色。患者在赴医就诊前利用网络上的医疗健康资源，可观察到医院、医生的服务态度与医疗水平等情况，因而会增加对其选择的医生的信任感，促进医患良性博弈。部分网络平台提供了患者就诊前上传病历资料以及和主诊医生沟通的服务，在解决“逆向选择”问题上取得了新的突破。

关于使用网络医疗健康资源缓解“道德风险”引发的诱导需求问题，我们在上述内容基础上做进一步的简要说明。鉴于医学的特殊性，医方的诱导需求行为不仅仅出于经济利益上的占有，还包括对医疗责任的回避和防御，即所谓的“善意”。患者在没有充分了解自身情况时即前往就医，其获取医疗资源的需求是模糊的，而医方出于时间、精力和经验等方面的限制也只能提供不精确的医疗服务，从而让患者为这种不精确买单。若患者在就医前尝试过使用互联网医疗服务，尽管目前的在线诊疗、病友互动和健康信息等服务均不能替代线下医疗，但确可加强患者对自身情况的认识，明确就医需求，为线下的医患互动提供更好的支持。同时，患者选择在就诊前使用网络医疗健康资源亦有助于减少其在医学知识水平上与医生的不对等，从而在一定程度上监督医生的诊疗行为，降低医生诊疗方案的"道德风险"。

3.3 互联网医疗的发展与建议

当前患者获得网络健康信息的途径主要有三种：(1) 医疗网站上发布的与医疗诊疗相关的文章或指南，即在线健康信息（OHI）；(2) 社交网络平台上为各类患者搭建的病友论坛，即网络互助小组（OSG）；(3) 从病历分享网站中关注其他患者的诊疗状况。网络医疗健康资源的使用对缓解医患间信息不对称和提升医患关系质量的积极作用是基本可以肯定的，但我们的调查结果也提示，目前网络医疗健康资源影响医患关系的能力还较为有限。主要原因可能有三个方面：一是用户由于对互联网医疗资源有限的信心和认知，使用这类资源的频率和程度尚存在很大的提升空间；二是互联网上医疗健康资源的总量虽然极其丰富，但同质性现象普遍，特别是为用户量身设计的且能体现较强人文性的创新服务有所欠缺；三是传统的医疗卫生行业对于作为新生事物的网络医疗健康资源的态度并不十分明确，尚处于探索与观察阶段，故医方未能较好地引导患方使用这类资源。因此我们建议，医生可以积极主动地去了解网络医疗健康资源的合理使用方法，并能在与患方交流时有意识地了解患者互联网的使用情况，引导患方利用该资源增加其在诊疗过程中的参与度。另外，还可以帮助患者减少在线健康信息因不完整、不真实、不更新、不匹配等特性带来的负面影响，避免了许多不必要的麻烦。

参考文献

[1] 徐志杰，等 . 应用于健康信息获取的互联网使用研究 [J]. 健康导报：医学版，2016，21（1）：287，291.

[2] Kenneth Joseph Arrow. Uncertainty and the Welfare Economics of Medical care[J]. American Economic Review，1963，(53)：942–973.

[3] 京华时报 .《中国医师执业状况白皮书》显示：近六成医师遭受语言暴力 [EB/OL].http：//www.cnrmz.cn/jrrd/201505/t20150528_937836.html，2015-05-28.

[4] Akerlof，George A. An economic Theorist' s Book of Tales：Essays that Entertain the Consequences of New Assumptions in Economic Theory[M]. New York Cambridge University Press. 1984.

[5] David Dranove. Demand Inducement and the Physician- Patient Relationship[J]. Economic Inquiry. 1988，(2)：281–298.

[6] 郑大喜 . 信息不对称下医患之间的利益冲突与博弈策略分析 [J]. 中国医学伦理学，2007，20（1）：52–56.

[7] Sergio Barile，Marialuisa Saviano，Francesco Polese. Information Asymmetry and Co-creation in Health Care Services[J]. Australasian Marketing Journal，2014，(22)：205–217.

[8] Anderson J G，Rainey M R，Esyenbach G. The Impact of Cyber Health on the Physician-patient Relationship[J]. J Med Syst，2003，(27)：67–83.

阶段性论文 8

基于医生视角的在线医疗咨询调查研究

【摘要】目的：了解医生在在线医疗咨询服务平台上的工作情况，分析该服务可能对患者产生的影响。方法：在电子问卷平台上完成问卷的制作后以电子链接随机发送给在“春雨医生”上在线健康答疑的医生，收集整理问卷后根据统计结果，采用多重 logistic 回归法评价医生与患者的在线互动情况。结果：回收有效问卷 520 份。多数在线健康答疑的医生上线答疑频率较高（73.85%），但愿意主动了解患者获取在线健康信息情况并提供指导的比例相对较低。结论：医生提供在线医疗咨询服务的质量良莠不齐，因而对患者的帮助程度相差也很大。建议医生线上答疑时应遵守问诊规范，线下诊疗时主动了解患者获取的在线健康信息的情况，并耐心仔细地提供指导。

【关键词】互联网医疗；在线医疗咨询；医患关系；医患沟通

互联网信息技术的发展推动了各行业格局的显著改变，对医疗领域同样产生了不可忽视的影响。有资料表明，在美国高达 79% 的用户使用互联网搜索健康信息，用户不仅可以直接从网上获取关于疾病的症状、进展和治疗等信息，更可以和其他患者进行在线交流互动，甚至进行在线诊疗和购买药品[1]。“互联网 + 健康”的出现，对患者的求医问药固然是一种非常便捷实用的新工具，而其对于医生群体的影响力亦不可忽视。本研究旨在了解医生在在线医疗咨询服务平台上的工作情况，分析该服务可能对患者产生的影响，并针对调查结果提出相应的建议。

1. 对象与方法

1.1 调查对象

在电子问卷制作平台“问卷星”网站上制作电子问卷后生成电子链接，从手机移动端上登录“春雨医生”App，将电子问卷随机发送给在“春雨医生”上在线健康答疑的医生。故调查对象理论上应为活跃在“春雨医生”上的医生。非临床医学专业和没有在线医疗咨询经历的医生不参与本项调查。

1.2 方法

本调查问卷的设计以近年互联网医疗相关调查问卷的形式和内容为基础，结合了本研究拟获取的相关指标并根据医生在线医疗咨询时可能遇到的情形制成问卷。本调查问卷共包含 15 个问题，分为三个模块：（1）医生个人基本信息（医学职称、从医时间、年龄）；（2）在线医疗答疑一般情况（日上网时间、日答疑时间、单次答疑时间、答疑方式、答疑频率、答疑月收入、答疑渠道）；（3）与患者的互动质量（给出建议的形式、与患者的进一步交往、指导患者在线医疗、对疑难病的处理方式）。本调查问卷在正式投放之前已进行过小样本的测试，优化了调查问题的接受性，测试结果不包含在总数据分析中。

1.3 数据分析

应用 SPSS 16.0 统计软件进行统计学分析处理，统计描述各组数据均以数量和百分比来表示；运用多重 logistic 回归法评价医生与患者的在线互动情况。在 $P < 0.05$ 时有统计学意义。

2. 结果

2.1 本次调查的医生人群结构

本次调查共回收有效问卷 520 份。参与在线医疗咨询的医生群体总体较为年轻，年龄 18 ～ 25 岁者占 5.19%（27/520），26 ～ 30 岁者占 18.85%

（98/520），31 ～ 40 岁者占 47.5%（247/520），41 ～ 50 岁者占 23.65%（123/520），50 岁以上者占 4.81%（25/520）；以中、低资历者为多，其中主任医师占 13.27%（69/520），副主任医师占 27.12%（141/520），主治医师占 33.65%（175/520），住院医师占 25.96%（135/520）；从医时间 5 年以下占 20.0%（104/520），5 ～ 10 年占 20.38%（106/520），10 ～ 15 年占 34.62%（180/520），15 ～ 20 年占 13.85%（72/520），20 年以上占 11.15%（58/520）。

2.2 在线医疗答疑一般情况

59.42% 的医生每天上网时间为 1 ～ 3 小时（309/520），58.27% 的医生在其他互联网医疗的平台上为患者答疑过（303/520）；每天都上线答疑（33.08%）和每 2 ～ 3 天上线答疑一次（40.77%）的医生占大多数，且每次答疑时间主要集中在 3 ～ 10 分钟（68.08%）。答疑形式较为多样，仅靠文字交流的比例只占 27.88%。另外，医生在线答疑的月收入相差较大，从 500 元以下至 3000 元以上不等。

2.3 与患者的互动质量

患者利用互联网获取医疗健康信息后，虽然信息不对称在一定程度上得以减少，但由于互联网信息具有不完整、不真实、不更新、不匹配等特性，对医生的引导作用提出了更高的要求。例如在诊疗过程中如果发现患者接受到了虚假或易误导的医疗信息时，医生是否习惯于会主动告知和纠正，调查结果如表 1 所示。整体上看绝大多数（93.85%）医生在发现患者的信息偏差时愿意纠正。但调查的另一个项目："您在医院里为患者做诊疗时，愿意主动了解或指导患者使用互联网医疗的情况吗？"中，仅有 66.73% 的医生选择"愿意主动了解并给予建议和指导"，可见医生在纠正患者信息偏差的过程中主动性还有待进一步提升。

表 1 医生纠正患者信息偏差情况统计

组别	习惯纠正患者信息偏差的人数（%）	P	OR 值（95%CI）
从医年限			
5 年以下	93（89.42%）		1
5 ～ 10 年	172（95.56%）		2.5（1.0–6.5）
10 ～ 15 年	102（96.23%）	＜ 0.05	3.0（0.9–9.8）
15 ～ 20 年	67（93.06%）		1.6（0.5–4.8）
20 年以上	54（93.10%）		1.6（0.5–5.3）
医学职称			
主任医师	66（95.65%）		1
副主任医师	131（92.91%）	＜ 0.05	0.6（0.2–2.2）
主治医师	169（96.57%）		1.3（0.3–5.3）
住院医师	122（90.37%）		0.4（0.1–1.6）
合计	488（93.85%）		

3. 讨论

互联网医疗是近年来医疗行业发展的一大新亮点，它为公众获取医疗健康信息、加强自我疾病管理和改善求医心理等提供了便捷可行的渠道，在减少医患间信息不对称方面有着较为重要的地位。目前国内外有关互联网医疗的研究主要集中于用户或患者，考察其社会人群结构特质及多方面的医疗需求。但同时，针对提供互联网医疗服务，特别是在线医疗咨询服务的主体——医生的研究数量尚且不足。戴菲菲等对 888 名医生的调查表明，有 55.4% 的医生有过与患者在线交流的经历，且这部分人群对与患者在线交流总体上持肯定态度。为进一步了解医生在互联网医疗中的影响，本研究选取的调查对象均为在“春雨医生”网络平台上为用户提供在线医疗咨询服务的医生，除了对其人群结构和一般在线工作情况进行了调查外，重点调查了其在咨询过程中的服务态度与水平的倾向性，以此探究在线医疗咨询对医患关系可能产生的实际影响。

从医生的答疑频率上看，近 1/3 的医生每天都上线答疑，超过 40% 的医生每 2 ～ 3 天上线答疑一次，可见医生在线答疑的活跃度较高，在答疑时较为积极（最长候诊时间大约 6 分钟）。但同时，与每位患者的交流时间相对有限，大多数医生每次答疑时间以 3 ～ 5 分钟居多，占总数的 37.5%，而超过 10 分钟的仅占 12.3%。这与线下接诊所花时间并无明显差异。我们推测，经济目的对医生选择在线答疑的动机有重要的影响，因其平均月收入可增加几百至数千元，而其收入增长与在线接诊量以及医生的声誉直接挂钩。

在线医疗咨询对线下医疗有着一定的影响力。例如，61.11% 的被调查者表示有过将线上的医患关系转变成线下的实际医患关系，某种程度上来说，部分医生可能已经将互联网在线医疗与自己线下医疗相结合，将互联网在线医疗变为一种有效的工具，并融入自己的日常工作中，形成了一种互相促进的工作模式。调查中 2/3 的医生在医院为患者诊疗时会主动了解或指导患者使用互联网在线医疗的结果有力地支持了这一点。

医生与患者在线互动质量的评价方面，调查显示，绝大多数（93.85%）的医生在线医疗咨询时如果发现患者接收到了虚假或易误导的医疗信息时，会选择主动提醒患者。有 53.17% 的医生在遇到一时难以回答或比较模糊的提问时，会要求患者来院检查，做进一步的治疗。且 49.8% 的医生在建议患者去医院进一步诊疗时，会给出类似于应进行某些检查的具体建议。由此可见，参与在线医疗咨询的医生，大多数还是以解决患者的问题为目的，以认真负责的态度进行在线答疑的。但同时也存在一小部分医生在了解患者主诉之后，直接做出诊断并给出治疗方案，省略了基本的病史询问的现象。

综上所述，互联网医疗已逐渐走入患者和医生的生活中，并在不断地发展，很多医生也很愿意通过互联网医疗为自己的工作提供一定的帮助，然而互联网医疗还处于发展的阶段，很多方面的建设还很不完善，导致医生提供在线医疗咨询服务的质量良莠不齐，故对患者的实际影响程度也相差很大。所以，我们建议有关部门尽快完善相关制度与规范，同时督促网络平台做好在线医疗咨询的规范化建设。医生在线下诊疗时应主动了解患者获取在线健康信息的情况，同时耐心仔细地提供指导，保证互联网医疗效益的最大化。

参考文献

[1]徐志杰,等.应用于健康信息获取的互联网使用研究[J].健康导报：医学版，2016，21（1）：314–315.

[2]戴菲菲，杨国斌，刘玉秀，等.基于医生视角的互联网环境对医患关系的影响研究[J].中国医学伦理学，2015，（4）：552–555.

第三章

医疗社交网络平台的法律和伦理

第一节 “禁止医生开展远程医疗服务”有误读

自2014年8月21日国家卫生计生委出台《关于推进医疗机构远程医疗服务的意见》(以下简称《意见》)以来，网络上关于远程医疗服务的话题特别多，讨论的焦点，则集中在广为流传的“禁止医生开展远程医疗服务”这一点上。《意见》第二条第（二）项规定：非医疗机构不得开展远程医疗服务。根据这一条款，医生难道不能进行远程医疗服务了吗？政策如此“一刀切”，与当前看病贵、看病难大背景下，国家正大力倡导推动发展远程医疗服务作为医改方向之一的精神似乎相违背。《意见》真有“禁止医生开展远程医疗服务”的明文规定？国家卫计委出台这个针对医生的限制性条款有法律依据吗？实践中将如何操作？“新规”出台背后究竟蕴含立法者怎样的良苦用心？

一、“新规”对远程医疗服务做出了怎样的具体规范

《意见》规定，“非医疗机构不得开展远程医疗服务”，且“医务人员向本医疗机构外的患者直接提供远程医疗服务的，应当经其执业注册的医疗

机构同意,并使用医疗机构统一的信息平台”。同时,《意见》对“远程医疗”作了如下定义:“一方医疗机构(以下简称邀请方)邀请其他医疗机构(以下简称受邀方),运用通讯、计算机及网络技术(以下简称信息化技术),为本医疗机构诊疗患者提供技术支持的医疗活动。医疗机构运用信息化技术,向医疗机构外的患者直接提供的诊疗服务,属于远程医疗服务。远程医疗服务项目包括:远程病理诊断、远程医学影像诊断、远程监护、远程会诊、远程门诊、远程病例讨论及省级以上卫生计生行政部门规定的其他项目。”

二、“新规”对远程医疗服务行为的具体“规范”

上述规定对远程医疗服务行为至少做出了以下具体“规范”:

第一,区分了远程医疗和互联网医疗。《意见》仅对远程医疗作了规范,且规范的是医院之间日益普及的远程医疗行为,主要针对垂直级别医院(市—县—乡合作)和联合医院(医联体、对口帮扶医院和学术合作医院)而言。它与时下市场热捧的“互联网医疗”完全不同,据国家卫计委人士在接受媒体采访时称,当前互联网医疗发展还没有形成稳定的态势,仍在探索中,卫计委会在条件成熟时考虑制定专门的规范性文件。

第二,医务人员必须通过医疗机构开展远程医疗服务。《意见》对医务人员提供远程医疗服务行为开了“绿灯”,但规定“应当经其执业注册的医疗机构同意,并使用医疗机构统一的信息平台”。可见,医务人员完全可以进行远程医疗服务,只不过,其合法开展远程医疗服务的前提必须是在依法注册的医疗机构内且经其批准同意。准确地说,“新规”并非禁止医生开展远程医疗服务,而是明令禁止医生“私自”远程医疗,是给医生进行远程医疗服务时多加了一道紧箍咒,这对维护患者和医生利益都有好处。网络上流传的“禁止医生开展远程医疗服务”的说法完全是对“新规”的误读。

第三，互联网医疗，医生禁诊断但可作咨询。《意见》将医师开展远程医疗服务限定在医疗机构范围内，是出于医疗安全的考虑，因为，诊断治疗必须在医疗机构进行。但这并不意味着医生个体将不能开展网络咨询、问诊等一系列便民服务。因为《意见》仅规定了远程医疗诊断，并未将互联网医疗行业中的远程健康指导和咨询列在禁止范围内，作为医生个人，网络医疗中，以“咨询”为落点，严守“不处方”的界限，还是可为的。可见，严格区分“互联网”医疗咨询和医院的医疗诊断十分重要，否则，完全囿于医师必须限定在所在医疗机构内的“教条”，就会大大限制当前十分红火的在线医疗咨询服务业的发展。

三、“新规”针对医生的限制性条款有法律依据吗

有网友质疑,《意见》针对医生远程医疗进行限制的条款缺乏法律依据。持此观点者认为，医生有权利提供远程医疗服务，开展远程医疗服务是医生执业权利的自然延伸，无论这种服务是咨询还是诊疗。理由如下：

依据一:我国《执业医师法》第 14 条规定:“医师经注册后,可以在医疗、预防、保健机构中按照注册的执业地点、执业类别、执业范围执业，从事相应的医疗、预防、保健业务。”该条款中“可以”二字，证明这是一个授权性规范，依据“权利可以放弃”原则，医生有权放弃在注册地点执业，包括不执业、不在注册地点执业、在其他地点执业等，当然也就应包括远程医疗在内。

分析：乍一看似乎很有道理，殊不知，这里的“可以”，是建立在“医师经注册后”这个前提之下，而注册就包括对医师执业地点、执业类别、执业范围的限定。可见，断章取义，仅以“可以”二字否定医师可以脱离注册的执业地点进行远程医疗，明显违背了《执业医师法》立法原则，该法第 2 条对在我国可以合法行医的医务人员规定为：“依法取得执业医师资格或者执业助理医师资格，经注册在医疗、预防、保健机构中执业的专

业医务人员。”可见，所有可以合法正常执业的医生均需注册于医疗、预防和保健机构中，即使这个医疗机构是个体诊所。

依据二：如果说，根据《执业医师法》第 14 条，医生只能在注册地点执业，那么卫计委允许的多点执业就没有法律依据了。须知，《执业医师法》是全国人大常委会通过的规范性法律文件，卫计委是无权予以变更的。

分析：医师多点执业作为医改的一项改革探索，其前提仍然是医师必须在“注册”的医疗、预防或保健机构中，按照注册的执业地点、执业类别、执业范围执业，从事相应的医疗、预防、保健业务。医师不管是在一家医疗机构还是在多家医疗机构多点执业，丝毫没有改变医师必须遵守“注册”在医疗机构的这个前提。医师多点执业的改革，卫计委也并未违反《执业医师法》。

依据三：所谓医疗服务，就是有资格提供医疗服务的医生，利用自己的专业知识为有需求的患者提供疾病的诊断、治疗等服务。医生在提供服务的过程中享有的执业权利在《执业医师法》第 21 条有明文规定，即享有医学诊查、疾病调查、医学处置、出具相应的医学证明文件，选择合理的医疗、预防、保健方案的权利。医生享有提供医疗服务的执业权利，无论发生在家里或路途，通过电话、网络或书信，只要医生利用了特定医学知识，提供了可值期待的诊治行为，皆是提供医疗服务，皆是执业权利之延伸。如果发生在非医疗机构内，其责任则由医生本人承担。

分析：《执业医师法》第 21 条对执业医师执业权利的规定，其前提仍然是“需经注册在医疗机构”，正如依据三中所称的：提供医疗服务的医生必须要“有资格”。“新规”之所以限定医生必须在医疗机构内才能提供远程医疗服务，完全有法律法规可循。《执业医师法》明确要求医师在实施医疗预防保健措施之前，必须要亲自诊察和调查，没有经过医师的亲自诊察不能做出处理决定。这种诊察活动包括了视、触、叩、听等各种活动。如果患者仅仅通过网上的问诊，仅仅通过患者提供的一些资料就作出诊断和处理，会存在医疗安全方面的风险，对患者也是不负责任。如果医生的远程医疗行为，发生在非医疗机构，虽说责任由医生本人承担毫无异议，但医生个人承担法律后果与医疗机构来承担，对于患者的放心和保障程度，显然有着质的不同。对于医生开展远程会诊服务，“新规”要求医疗机构作为责任主体，就是为了保证患者的安全和医疗质量，同时也维护了医患双方的合法权益。

四、探索构建符合中国实际的规范化远程医疗模式刻不容缓

对于有观点提出限制医生远程医疗在实践中不具有操作性，这种担忧大可不必。如今，《意见》已正式实施，或许我们更应把关注的视线转移到如何落实《意见》规定，规范化管理远程医疗并总结其经验教训，形成符合中国实际的规范化远程医疗模式才是关键。

当前《意见》实施中应注意把握好两个环节：

第一，服务流程严格依规进行。医疗机构之间开展远程医疗服务的，必须签订远程医疗合作协议，约定合作目的、合作条件、合作内容、远程医疗流程、双方权利义务、医疗损害风险和责任分担等事项；邀请方应当向患者充分告知并征得其书面同意，不宜向患者说明的，须征得其监护人或者近亲属书面同意；受邀方应当按照相关法律、法规和诊疗规范的要求提供远程医疗服务，并出具由相关医师签名的诊疗意见报告；邀请方和受邀方要按照病历书写及保管有关规定共同完成病历资料，原件由邀请方和受邀方分别归档保存；医务人员向本医疗机构外的患者直接提供远程医疗服务的，应当经其执业注册的医疗机构同意，并使用医疗机构统一建立的信息平台为患者提供诊疗服务。

第二，加强监管从严执法紧随。医疗机构开展远程医疗服务的过程中，若遇不能满足远程医疗服务需要，或存在医疗质量和安全隐患，以及出现与远程医疗服务直接相关的严重不良后果时，须立即停止远程医疗服务，

并向卫生计生行政部门履行报告义务；地方各级卫生计生行政部门应加强日常监管，一旦发现存在医疗质量安全隐患或接到相关报告时，应及时组织论证，经论证不具备远程医疗服务条件的，应提出整改措施，在整改措施落实前不得继续开展远程医疗服务；远程医疗服务过程中若发生医疗争议，由邀请方和受邀方按照相关法律、法规和双方达成的协议处理，各自承担相应责任；医务人员直接向患者提供远程医疗服务的，由其所在医疗机构按照相关法律、法规规定，承担相应责任。

远程医疗的“闸门”已经放开，随着《意见》实施，经验或教训皆会随之而来，在实施中逐步探索具有中国特色的远程医疗模式的议题也应提上议事日程。

目前国际上有两种远程医疗发展模式：一种是主要存在于发达国家的网状医疗系统，即以病人为中心，将基于医院的医疗活动转变为直接面向国民的日常医疗保健。这一发展模式得以实施的前提是全国所有医疗教育资源均已实现联网共享，从目前我国国情看不太现实。另一种是在全国范围构建远程会诊平台，这种模式是发展中国家的首选，我国可以借鉴。远程医疗应用主要用来连接卫生保健提供者与专家、转诊医院和医疗中心，世界卫生组织2010年公布的《远程医疗：在成员国当中的机遇和发展——第二次全球电子卫生保健调查报告》指出：“通过发展远程医疗，发展中国家提高了组织和收集病人数据的能力，有助于进行流行病学监测。对大众健康情况变化趋势进行跟踪，可以监测疾病的演变。此外，提供远程医疗服务时涉及的网络数据库和电子记录的保存，可以锻炼发展中国家的数据管理能力，从而使更多的协调服务受益，提高医院对患者的随访和评估能力。”

目前我国远程医疗网络已可以实现分级远程医疗。普通常见病省内会诊，以省为单位和全国大医院实现对接。随着医疗信息化的不断推进，未来的远程医疗将实现社区医院、乡镇卫生院、县级、市级、三甲医院大系统分级就诊的体系。远程医疗的创新服务——远程门诊、远程查房也在探索当中。

当然，远程医疗也面临严峻的挑战。如：目前医院使用的软件系统不兼容、信息传输讯道不同、应用软硬件不一致，导致沟通和交流上常出现一些障碍；医疗规范与技术标准不统一；作为远程医疗支持和依托的专家资源和远程医疗人员团队亟待加强，等等。这一切都需要我们不断研究和总结，同时还应健全和完善对《意见》的补充和修缮，使远程医疗的政策、标准和规范进一步健全，逐步形成具有中国特色的远程医疗模式。

第二节 远程医疗的法律属性

所谓远程医疗，指的是通过网络技术、计算机等将病人和远距离的医疗机构或医生连接起来，进行诊断、咨询的医疗服务活动。在还未引入远程医疗之时，我国医患问题和有关医学的法律问题便已经十分突出。在医疗方面，由于新技术的不断使用与人们的知识水平之间的矛盾，使得人们会产生许多疑惑，这便需要伦理学、法律学、医学专家进行深入探讨，如今，由于远程医疗的大范围应用，不少医疗纠纷也陆续产生。譬如，由于远程医疗存在一定局限性，在诊疗中有时会产生一些技术失误，而这些失误是否属于法律问题，则需要进行深入研究。另外，远程医疗在一定程度上还会涉及病人的个人隐私，这也需要法律、医学等各个方面的深入研究。

病人在就诊时，有自我保护、主导，控制自身财产和身体的权利。由于医生和患者之间的关系较为特殊，因而患者在就医时，可以通过自主性来决定是否听从医生的指导建议或其他行为，从而避免因无任何保护措施而导致自身身体受到伤害。当前，虽然我国健康服务体系得到了不断发展和完善，但由于尚未构建相应的法律法规，因而通过构建健全的体系来妥善处理各类医疗纠纷，是维护医疗秩序的重要任务。

在传统的医患关系中，倘若出现医疗纠纷，通常会由原告患者提供证据证明其与医生之间已经建立医患关系，同时还需提供证据证明医生未尽到自己应尽的义务，这对于远程医疗中的医生和患者而言，是相当困难的。另外，由于远程医疗中，很多情况下，医生并未向患者提供任何的纸上凭证，而大都是通过电话、电子邮件等网络途径来传递信息的，这就需要法律制定一个作为医生和患者之间已经建立医患关系的固定标准。

目前，由于远程医疗是通过网络等途径来进行的，而对于不同国家之间进行的远程医疗服务，也需要制定一个相关的法律界限，来明确各主体应当承担的责任。例如，甲国医生为乙国患者提供远程医疗服务，但是产生了医疗纠纷，乙国患者将甲国医生告上法庭，法庭要求患者提供相关的证据，而乙国患者只能提供一些电话记录作为证据，而在甲国医生看来，这些通话记录所代表的证据并不充分，因而无法证明其已建立医患关系或医生不存在过错。由于国情的不同，不同国家的法律并不相同，其法庭判定也会存在差异。

在传统的医患关系中，医生与患者通常通过以下两种方式建立医患关系，首先是患者到医生诊室就诊时建立的医患关系，其次是医生到患者家中对患者进行检查时所建立的医患关系。不过随着社会的发展，电话的发明，使得医生可以通过电话来了解患者的病情，并给出相关的建议，虽然这与传统的面对面医疗不同，但其也属于构建医患关系方式的一种。只要医生为患者提出了相关的医疗评估，同时患者也按照医生的评估来做了，那么二者之间的远程医患关系也就建立起来了。

20 世纪 90 年代，随着网络、计算机的发明和广泛使用，由于数据的大范围共享，以及网络的不断发展，远程医疗也得到了快速发展。不管患者和医生相隔多远，均可以建立起远程医疗，这其中产生的医患关系也就是所谓的远程医患关系。由此可以看出医疗事故中同时涵盖了时间要件和空间要件，因此医疗事故所发生的时间和地点也受到了限制。在一些学者看来，医疗事故发生的时间要件必须是在医生的工作时间内，而空间要件就要求必须发生在医院等医疗机构内。在笔者看来，在远程医疗方面，我们不能局限于时间和空间，而应结合实际情况来进行分析。

我国远程医疗起步晚，发展较缓，在发展过程中也遇到了很多问题。譬如医疗法规和责任认定、医患双方认知程度的差异、远程医疗标准化等问题。为了解决这些问题，我国政府有关部门于1999年颁布了《关于加强远程医疗会诊管理的通知》，其中明确提出：在进行远程医疗服务时，其应当遵循“统筹规划、加强调控、统一标准、互联互通、分级管理、逐步发展”的原则。患者在申请远程医疗时，不需征得家属的同意；会诊医生必须具备副高职称及以上；患者和申请会诊的医生之间为正常的医患关系等等。2001年，卫生部又制定了《互联网医疗卫生信息服务管理办法》，其中也对远程医疗会诊服务、卫生信息服务等进行了规定；同时要求，只有具有《医疗机构执业许可证》的医疗机构才能开展远程医疗会诊服务，且应当承担相关的法律责任。随着我国社会经济的不断发展，远程医疗正逐渐成为一种较为普遍的就诊途径，我国亟需构建起较为完善的远程医疗法律制度。

在制定远程医疗法律法规时，应当注意以下几个方面：首先是远程医疗设备的评估。由于我国远程医疗起步较晚，仍处于发展阶段，其还未被广泛使用。随着社会经济的不断发展，其必然会成为一种较为普遍的就诊方式，这必然会引起一系列的法律问题。因此，我国迫切需要构建起较为完善的远程医疗法律法规。通常情况下，各个国家只需结合自身的国情来制定法律法规，不过远程医疗问题同其他问题不同，很多情况下，其需要同其他国家进行合作，这便需要建立起一部国际通用的远程医疗法律法规。目前，美国的远程医疗服务已经较为成熟，有很多方面值得学习。其在医学设备方面明确规定，用于远程医疗的所有设备、软件等均需得到FDA的认可，采用未被认可的设备进行远程医疗服务，是属于违法行为，一切后果由医疗机构承担。

其次是远程行医许可证。目前，我国还并未深入地对远程医疗进行研究，在许多方面还仅仅停留于技术层面。在法律方面，我们不仅要关注远程医疗的安全问题，同时还应该涉及远程医务人员的行医许可证、出现医疗安全后的追责问题、远程医疗网络的规范问题等。

第三，关于网络资料隐私保护性。在网络就医过程中，患者可通过语音或者视频和医生交流，然而在交流过程中其个人信息就可能被泄露，泄露的信息中往往还包含患者敏感问题，所以网络医疗在一定程度上对患者隐私权造成了侵害。然而由于涉及到很多不可避免的因素，因此远程网络医疗并没有设置专门系统进行防控。远程医疗由于其载体为互联网和局域网，因此亦会遭遇病毒、木马等侵害，严重时可导致系统瘫痪、数据丢失。除此之外，互联网因为漏洞出现，部分患者隐私可被泄露，网络医疗可通过复杂用户密码或者联合编码予以改善，进而充分保护患者个人信息。

在远程医疗迅速发展的同时，法律问题也随之产生，一旦发生网络医患纠纷时，该如何解决？国内外法学及医学专家就此问题提出了远程医疗指导原则和过失处理办法。远程医疗是当前经济发展的新兴产物，具有经济和社会可持续发展双重优势。因此，在远程医疗发展过程中，一旦发现问题应及时解决，做到更好地为社会服务、为医方服务、为患者服务。

第三节 远程医疗面临的法律问题

由于网络迅速发展，网络医疗不再遥不可及。如今多家医院参与网络医疗建设，患者可于网络就诊，医生可于网络为患者提供治疗，部分商业巨头也于网络划分地域提供医疗服务。目前互联网医疗仍处于摸索阶段，相关法律仍未健全，远程医疗是否会触碰法律界限有待于进一步研究。

2015年9月26日，国务院颁布了《关于加快构建大众创业万众创新支撑平台的指导意见》，意见中明确指出，国家卫生计生委应投入资金和人力，健全相关的医疗市场准入制度，同时应该大力发展远程医疗试点，以分类管理的形式来改善医疗环境。另外，还可以结合当前我国医疗行业的实际情况，适当放宽市场准入条件，从而降低行业准入门槛。这些政策对整个互联网医疗行业必然是相当有益的。最后，其还应当明确未来互联网医疗的定位和发展方向。

在大多数人看来，互联网医疗的发展应与传统的面对面诊疗相结合起来，其不能单独存在。也许正是由于这个原因，使得许多互联网医疗企业已经逐步将其发展方向从线上转移到线下。如百度、阿里巴巴等大型互联网企业，利用其自身的经济、技术优势，通过将线上和线下医疗结合，大力发展互联网医疗事业。

而丁香园、春雨医生等则在努力建立线下诊所，同时以“诊所+药房”的模式来构建自己的医疗帝国。由此我们可以看出，所有互联网医疗企业在发展时，均应结合线下医疗，因为线下医疗是医疗行业的基础。所以，在设置互联网医疗项目时，应当对其合法合规性进行审查，其主要应从以下几个角度来进行：

从法律位阶上来说，虽然《关于推进医疗机构远程医疗服务的意见》从本质上来说属于政策性文件，但到目前为止，其仍然是我国远程医疗领域中最为健全的文件，所以，其在互联网医疗领域中，具有最高的法律效力。该文件规定：“非医疗机构不得开展远程医疗服务”，从本质上而言，其将我国互联网医疗健康类服务大致分为了以下两种：非医疗机构直接为患者提供的健康管理服务和医疗机构之间的远程医疗服务。

同时，《关于推进医疗机构远程医疗服务的意见》中还明确指出：医疗机构在提供远程医疗服务时，不仅需要依照相关规定，完善自身各项手续，同时，还应当以解决乡村和偏远人民看病难问题为己任，大力发展基层医疗事业。所以，在制定互联网医疗相关法律法规时，不仅应通过互联网医疗来为基层患者提供医疗服务，还应当以此为指导，培养基层医生，改善基层就医难的局面。如此，才能谨遵《意见》初衷，从根本上促进远程医疗服务的发展。

然而，在许多互联网医疗服务项目中，由于没有相关的规定，医师的相关义务、执业地点等均无法得到解决。

《执业医师法》中明确指出："医师经注册后，可以在医疗、预防、保健机构中按照注册的执业地点、职业类别、执业范围执业，从事相应的医疗、预防、保健业务。"上述规定中的"可以"指的是医师在注册后，具有选择是否从医的自由，而不是具有选择职业地点的自由。依照《意见》中的相关规定，倘若医师加入了远程医疗服务，其也不能随意选择执业地点，而只能根据规定，在其已经注册的职业地点内提供远程医疗服务。就目前我国远程医疗的实际情况而言，有不少医生都存在多点执业的现象，这就需要相关部门制定相关的法律规范，对其进行整治和调整了。除此之外，医生执业时，提供远程医疗服务时的时间分配、劳动合同等也存在一定问题。

《执业医师法》中还指出："医生实施医疗、预防、保健措施，签署有关医学证明文件，必须亲自诊查、调查。"也就是说，医生在替病人诊断时，负有亲自检查的义务，其不能根据相关的传言来进行诊断。而在网络医疗中，由于医生仅仅能通过互联网来观察病人的状况，这是否又属于亲自检查呢？倘若在诊断时远程医疗机构是根据病人当地医生的检查来进行诊断的，又应当如何判定呢？

现如今医疗事业于网络飞速发展，如医保联网、网上就医等。由于涉及医生和患者个人信息等问题，就需要相关法律予以保护。患者可于网络就医，医生可于网络获取患者详细病情。部分医生通过网络资源提高知名度，获取患者详细信息后，推荐其于线下就诊，进而使得线下门诊量剧增，引发了利益冲突，然而此种行为是否违规，有待于进一步研究。

时下医患关系较为紧张，伤医事件时有发生，互联网医疗在一定程度上可缓解医患紧张关系。网络医疗可为患者提供辅助医疗服务，如健康管理提醒、在线答疑等，进而缓解了患者求医难、看病难问题，也减轻了各大医院接诊压力。然而互联网医疗需要充分评估后才可迅速发展，否则出现问题时，患者及家属只会将矛头指向于医生及医院，进而使得医患关系走向恶化。因此互联网医疗发展应有一合理框架，在其中获得良性发展。

第四节　“互联网＋医疗”下的隐私问题

在医疗大数据时代，患者信息安全问题备受关注。2015 年全国“两会”期间，多位全国人大代表呼吁，应加强医疗大数据背景下的隐私保护。正在推进中的分级诊疗、社区医疗，更加凸显患者隐私保护的重要性。

目前，医改的一个重要内容就是推进分级诊疗和社区医疗，在就诊过程中，患者信息被出卖换取利益，这种现象早已屡见不鲜。而云技术、大数据的应用，会使患者的个人信息更加集中和易得，若一家“云医院”存在漏洞，则无数患者的数据都将有被窃取的可能。

医疗大数据的建立，的确给居民健康和医疗研究带来了极大的便利，但是，必须考虑由此带来的一系列隐私保护问题。随着医疗数据采集、加工和应用，数据泄露时有发生，进而带来患者隐私的泄露。数据泄露会危及患者个人隐私，如孕妇个人信息的泄露，可能带来的一系列推销、诈骗等问题。而在大数据环境下隐私泄露的危险，不仅仅限于泄露本身，还在于在此数据的基础上对于下一步行为的预测与判断。如得到患者的某个检验指标，便可以对其的健康状况进行判断并对其下一步行为进行预判。

一方面，由于医疗系统的特殊性，患者就诊涉及从挂号到康复、从一家医院到另一家医院、从线下到线上等多条长链条，经手的人和可泄露的环节很多，任何一张处方或检查单上都能找到患者的疾病及身份信息。另一方面，患者的个人信息务求真实可靠，也更全面完整，几乎涉及到个人及家庭所有信息。

医疗系统做到“互联网 +”固然值得期待，但基于健康隐私的特殊性，在开发互联网医疗时，应以忧患意识当先，把隐私保护的技术开发放在首要位置，患者的隐私暴露之痛同样需要解决。

患者的电子诊疗信息虽然产生在医院并由医院采集保管，但其所属权是否应当属于患者目前尚无定论。当前我国缺少针对大数据应用的相关隐私规定。因此，国内有专家建议，应当加快互联网医疗的立法步伐，对诸如在线医生资质审核、患者信息安全管理、医疗风险的防范与监管等加以规范，加强医疗大数据背景下的患者隐私保护，明确患者电子诊疗档案归属权问题。在搭建基于大数据应用的区域医疗信息平台和居民健康档案平台时，卫生行政主管部门首先应做好网络安全的保护措施，同时在技术层面上利用标识隐私匿名、医疗数据的分级保护制度、基于访问控制的保护策略等技术和手段，保护医疗数据和个人隐私。各级医疗机构应加强自身信息系统的安全建设和医护人员的职业道德教育，明确电子诊疗信息的用途应当仅限于为患者提供医疗服务，若为其他目的使用时，如科研、教学等，使用者应当告知患者。

另外，广大医务工作者在执业过程中也要自觉维护患者隐私权。作为医护人员和患者应加强隐私保护意识，明确电子诊疗信息的用途，仅限于为患者提供医疗服务，若为了其他目的使用时，如科研、教学等，使用者应当告知患者。

第五节 “互联网+”时代的患者隐私保护

2015 年 7 月 4 日，国务院发布《国务院关于积极推进“互联网+”行动的指导意见》，“互联网＋医疗健康”作为益民服务中重要的一项内容被提上了议事日程。目前，国内能找到的较为官方的定义是由国家卫生计生委统计信息中心提出的：“互联网＋医疗健康”是以互联网为载体、以信息技术为手段（包括通讯/移动技术、云计算、物联网、大数据等）与传统医疗健康服务深度融合而形成的一种新型医疗健康服务业态的总称。

虽然数据开放会给广大患者带来一系列好处，让原本神秘不可测的医疗服务行业变得愈加透明化，但也不可否认，数据开放是一把双刃剑，如果不能在开放的同时保护好患者隐私，由信息泄露所带来的危害也是显而易见的。

例如，传统社会中，患者个人真实形象受到侵害是患者隐私泄露的主要内容，而由此带来的患者精神层面的伤害，患者财产损失或不得益，则在互联网时代显得更为普遍和突出，如接收垃圾短信造成额外支出、诱导不必要消费、透露或贩卖患者个人信息（身份证号码、信用卡账号）进而造成患者财产损失等。如果不能很好地避免这些负面事件的发生，势必会让数据公开的效果大打折扣，甚至造成比数据不公开还要严重得多的后果。

纵观我国个人信息及隐私权保护法律法规的发展之路不难发现，我国至今尚未把隐私权作为一项独立的人格权在法律上加以规定，更没有出台个人信息安全保护的基本法和上位法，关于个人信息及隐私权保护只存在于相关的司法解释中，将隐私权归于名誉权加以保护，而仅将隐私权作为一般人格利益的内容之一加以保护是远远不够的。因此可以说，目前的法律对个人信息及隐私权保护主要是间接方式。再延伸到医疗卫生行业，在患者个人信息和隐私权的保护方面更没有专门的法律法规。

法律基础与社会环境双重薄弱，可见我国“互联网 +”时代的患者个人信息与隐私权保护道阻且长。但是“互联网 + 医疗健康”时代中来自各利益相关方的需求却急不可耐：患者需要便捷就医、健康管理、享受个性化诊疗服务；医生需要体现自我价值、自由执业、提供个性化服务；医院需要提高质量效率、保障安全、缓解医患矛盾；医疗保险机构需要信息共享、成本控制；企业需要研发新产品、精准营销；政府行业需要在数据开放的同时监管产业与行业的发展等。

在这样的整体大环境下，患者个人信息与隐私保护已经不是仅靠医疗卫生部门就可以解决的问题了，而需要法律、信息、行业、社会等多方面参与，至顶向下地从明确隐私权的独立法律地位开始，逐步梳理个人信息与隐私保护所需的法律法规树形架构，查缺补漏，完善细节，直至延伸到各具体行业中的标准规范。

从法律法规的角度，可考虑开始制定隐私权保护的基本法和上位法。将隐私权作为一项独立的人格权加以保护，进而制定医疗行业隐私权保护专门法。

从行业监管的角度，要明确监管机构，制定与完善行业标准规范。如《人口健康信息管理办法（试行）》的实施细则指出，应制定医疗健康数据公开使用的标准、规范、清单，在确保医疗信息开放与传输的风险可控的前提下，明晰数据开放的权利和义务，界定数据开放的范围和责任，对行业中的企业产品市场准入审查中加入对安全隐私的保护内容，开展医疗机构、医务人员与相关企业的网络资格审查。

从行业自律的角度，各级各类医疗机构要不断提高医院管理水平，完善各项管理制度，医务人员自身要重视医德的培养，不断提高服务意识、服务水平，充分认识到尊重患者隐私权的重要性，同时要提高医务人员的隐私安全保护意识，如防止其他人知晓用户名密码，甚至掌握签名介质，登录工作结束后及时退出等。

从技术角度，要紧跟医疗行业数据公开的清单内容，重视患者数据去身份化与脱敏、身份加密和去身份化等技术的研发与使用，开展数据风险分级评估模型、权限设置、审计追踪、网络安全等方法设计。

从市场环境角度，医疗卫生与互联网、工信、工商、公安等其他相关部门要紧密协作，促进价值的良性流动与循环。

从患者角度，信息与隐私都属于患者个人，患者隐私权的揭露对应着医疗机构知情权的获得，没有自身泄露就没有他人获得，增强自我保护与维权意识才是根本。

第六节 处理互联网医疗隐私安全的新思路

随着医疗服务越来越数字化、智能化，人们现在看病也从传统的医院就医方式向以互联网为依托的就医方式转变。对以互联网为依托的医疗模式即线上医疗或在线医疗这种方式被接受程度越来越高，新型模式的医疗服务所带来的福利一定会抵消掉那些意想不到的负面后果。但是目前存在这样的问题，用户一方面想积极参与到在线医疗中去，享受个性化的服务；另一方面又担心会承担其医疗信息泄露的风险，主观上是会回避分享医疗信息。所以到底要不要分享或是公开个人医疗信息，就成为大多数用户难以抉择的事情。

互联网的飞速发展不断冲击着传统的医疗行业，应用信息技术和网络技术解决我国传统医疗行业一直存在并不断恶化的资源紧张、医患关系紧张等类似供需问题，是比较看好的。据调查，我国每年投入到医疗领域的用来建设或是完善在医疗体系和设施的资金占医院年收入的 0.3% ～ 0.5%，相比发达国家的 3% ～ 5% 的水平，未来我国在医疗领域的建设，尤其是在医疗信息化建设上，有无限的发展空间，还需不断加大。

近些年，大众的健康意识不断提高，居民对医疗服务的需求不断增加。医疗服务是与人民生命健康息息相关的特殊产品，其需求量往往与意识的转变和科技水平的进步呈正相关。由于医疗的互联网化，我们的信息的隐私问题也暴露出来。

目前对网络信息隐私的研究已经很多，但是在在线医疗背景下研究信息隐私和保护，研究关于什么因素影响人们自主披露个人的隐私信息，尤其是医疗方面的信息隐私的却很少，而患者的个性追求与隐私保护更是成为一个新的切入点。用户的个性需求和隐私保护在在线医疗服务上主要表现为：一方面，在线医疗社区有鼓励其用户在线分享或公开医疗信息的需求，同时设置有一定的隐私保护措施，不会透露患者真实姓名和联系方式，也使得在线医疗社区具备促进用户自主性披露医疗信息的潜能；另一方面，用户披露医疗信息，比如所患的疾病、救治过程等，是无法获得经济利益的，更多是出于道德上的互帮互助，获取心理满足。而且还要承担其医疗信息被泄露的风险。所以主观上是会回避公开这些医疗信息。

个人隐私关注强度（不仅指个人基本信息，更多的是指患者的疾病信息）对其在医疗网站上面公开分享个人信息这类行为的影响，具有一定的理论和实践指导。

实践贡献上，由于医疗信息敏感度在其中充当了中间变量的作用，保证用户的医疗信息的安全性和保密性，尽量减少用户在使用过程中所产生的敏感程度，进而减少对信息的担忧，获得用户更多的信任。这样的研究可以帮助平台商搞清楚用户自主性披露医疗信息的行为机制，同时服务于在线医疗社区，为其制定激励用户自愿披露医疗信息的有效措施提供理论指导，为缓和用户主体和在线医疗社区利益之间的矛盾提供可能。在线医疗这种模式的就医方式本质是鼓励用户积极参与其中，激发他们在使用过程中的潜能，从而迫使运营商改善产品和服务，达到互相促进的目的。

在理论上，将社会支持理论中所提出的线上信息支持和线上情感支持作为调节变量。运用效用理论里成本收益理念在整个模型中加以计算，摒弃以往普遍运用的隐私价值计算理论。在效用理论中，本文中更多的是关注负效用，研究负效用增加变量和负效用减少变量对整体效用的影响。

在网络时代，曾经在全世界范围内达成共识的“告知与许可”隐私保护政策正面临失效。企业在收集用户数据时，尚未想到将来要作何用途，自然无法告知个人，个人也就不能同意这种尚未想到的用途，即使在某个时刻，企业二次使用用户数据，但是面对庞大的用户量，恐怕也无法也一一告知并获得他们的许可，试想谷歌要使用检索词预测流感的事件中，如果谷歌想要得到数以亿计的用户的许可，就算技术条件可以达到，也无力承担如此巨大的人力和物力耗费。

此外，各种侵犯个人隐私的手段层出不穷，先进的技术使得这种侵权更加专业、更加智能，很多用户甚至根本不知道自己隐私是何时、被何人、以何种方式被窃取，这无疑增加了用户保护自己隐私的难度。而且目前数据之间的共享与买卖使得我们很难去界定侵犯我们隐私的主体，因为我们的信息经最初的发布者发布后，会被不断地下载、储存、再传播，侵权主体由单个人变成多个主体，当我们的隐私遭到泄露时，也就很难找到具体侵权责任人了。

对大数据的进一步挖掘与应用加深了人们对个人隐私的担忧，世界各国政府也开始着手制定专门的法律条文来应对大数据下的个人隐私泄露问题，企业也通过研发新的数据保护技术和提高行业自律标准来确保用户的个人隐私安全。

面对新环境下的隐私侵权，首先必须完善相关立法，保障公民的基本权利不受侵犯。虽然行业自律也能够起到一定的作用，但是行业自律毕竟是一种自己约束自己的行为，而且很多时候标准也不尽相同，当当事人权利受到侵犯时更加无法追究相应的责任，所以在新形势下完善相关立法迫在眉睫。

在美国，隐私是宪法赋予的基本权利，并没有一部综合性的法律文献来全方位地保护公民隐私，对公民隐私的保护主要依靠联邦和州政府制定的各类隐私和安全条例。欧盟是对网络隐私进行立法保护的创立者、倡导者和有力执行者，它对个人隐私的保护主要通过三条指令——《欧盟数据保护指令》《隐私与电子通信指令》《欧盟数据留存指令》和一些其他补充指定的法律法规来实现。

目前，在保护个人信息方面，我国有接近40部法律，而且不断地在针对当前的情况修改当前的法律。中华人民共和国第十一届全国人民代表大会常务委员会第七次会议在2009年2月28日通过了《中华人民共和国刑法修正案（七）》，增设了“出售、非法提供公民个人信息罪”和“非法获取公民个人信息罪”，个人的信息保护首次纳入刑法的保护范围，公民的信息遭到泄露或者买卖将变得难逃法律责罚。全国人大常委会于2013年10月高票数通过《消费者权益保护法》修改法，针对大家关心的在网购行为中的信息作出了明确规定，确保公民的网购信息不被非法使用。

从目前总体的情况看，我国针对个人信息泄露出台的法律首先只是约束个人，政府还应当严格监管自身和企业的数据采集、储存、使用，对泄露用户隐私的行为严惩不贷。

所谓行业自律，主要包括两个方面：一方面是行业内对国家法律和法规政策的遵守和贯彻，另一方面是通过行业内的行规来约束自己的行为。行业自律的及时性和效益性使得通过行业自律的形式去预防侵犯隐私的行为发生是当前最行之有效的办法之一。

在网络时代，只要我们与这个世界连接，我们的数据将继续不断地被采集、储存、使用，数据越来越繁杂，因此需要有一个不一样的隐私保护模式与之对应，寄望于在使用个人数据时告知每个人并获得他们的许可，还不如希望这些搜集数据的企业自身能够承担更大的责任。因此企业应当在遵守保护个人隐私数据的相关法律条文的同时，也应该采取自律措施来规范自己消费者数据的使用行为，从而最大限度地保护用户隐私。

在美国，尽管保护用户隐私拥有法律支撑，但是美国政府为了推进大数据产业的快速发展，更倾向于用行业自律的模式来保护公民隐私不被滥用。美国目前主要采用由四种手段构成的行业自律的模式：建设性行业指导、网络隐私认证计划、技术保护、行业内自律规范。相对于法律的滞后性，行业自律能更加灵敏地感知市场的发展动态，并灵活调整自己的隐私保护政策以适应经济的发展。我国对大数据的研究时间不是很长，但是针对频频发生的隐私侵权事件，相关行业也应积极制定自己的自律公约。

我们生活在数据的海洋，而且还将时时刻刻产生数据：社交媒体依然记录我们的社交数据，视频监控依然在采集我们的行为数据，智能设备依然在采集我们的健康数据。完全逃离被记录是不现实的，公民需要提高自己的隐私保护意识，了解自己在日常生中向他人提供了多少信息，辨别这些信息的价值，对相关信息被储存并挪作他用有一个清晰的意识，有节制地让自己的数据被记录。数据化节制让我们失去一些快捷便利的生活方式，比如不能再享受个性化服务，但是数据化节制能让信息处理者们包括电子商务服务者到信息分享平台服务商被迫调整自己的商业活动，对用户隐私心存畏惧，从而主动去调整用户数据的使用方式。

阶段性论文 9

互联网用户对在线医疗保健信息服务的法律认知及使用需求状况的调查与思考

【摘要】目的：了解普通互联网用户对在线医疗保健信息服务相关法律的认知及使用需求的情况，提出提升用户法律意识、优化诊疗效果以及完善国家相关政策的建议和对策。方法：依据相关法律条文内容自主设计调查问卷，其中包括 10 道法律测试题和对使用在线医疗保健信息服务的需求调查，以电子链接形式发送给普通互联网用户，回收后剔除无效答卷，将数据录入 SPSS17.0 进行统计分析。结果：共收回有效答卷 775 份，总体测试平均得分为 5.08（±1.56），其中拥有较高的学历和收入、高频率的上网习惯及有使用互联网医疗保健信息服务经历的人群法律认知程度相对更高；而用户对在线健康信息服务的法律认知与其使用需求密切相关。结论 互联网用户对在线医疗保健信息服务的法律意识亟待加强，建议用户根据当前法律法规对该信息服务仔细甄别，结合线下实际诊疗情况选择性地接受；同时国家卫生部门在完善相关政策法规时应兼顾用户的使用需求。

【关键词】互联网医疗保健信息；互联网用户；法律认知；需求；调查

互联网信息技术的发展推动了各行业经营模式的巨大改变，对医疗健康领域也造成了巨大的冲击。有资料表明，在美国高达 79% 的用户使用过互联网搜索健康信息[1]，用户不仅可以直接从网上获取关于疾病的症状、进展和治疗等信息，更可以和其他医生或患者进行在线交流互动，甚至进行在线诊疗和购买药品[2-3]。

然而，互联网医疗保健信息服务在方便公众寻医问药的同时，亦不可避免地带来了一系列的法律问题，例如用户信息的隐私安全问题[4-7]。在我国，原卫生部于2009年制定的《互联网医疗保健信息服务管理办法》（以下简称《办法》），是规范当前“互联网+健康”领域最直接的法律依据[8]。随着互联网+医疗的新业态发展，不少医院和企业开始尝试开展互联网健康咨询业务，以满足群众多元化的健康需求。据悉，新的《互联网医疗保健信息服务管理办法》将于今年出台，以适应该领域的新形势、新常态。目前，国家卫计委正在征求第三方健康服务平台及相关企业和机构的建议[16]。

时至今日，《办法》中的规定是否深入互联网用户的法律意识，以及是否完全切合用户的使用需求，国内尚无相关调查研究。为了解普通互联网用户对《办法》中与其切身利益相关的部分内容的认知情况以及对互联网医疗保健信息服务的使用需求，我们对部分网民进行了测试与调查，从而为其在提升法律意识、保护自身权益、优化诊疗效果以及完善国家相关政策等方面提出建议和对策。

一、调查对象与方法

（一）调查对象

在电子问卷制作平台“问卷星”网站上制作电子问卷后生成电子链接，从PC端和移动端相结合的多种社交媒体渠道上将电子问卷进行扩散与调查。故调查对象理论上应为活跃在各社交媒体上的互联网用户。低于15岁的儿童和青少年不参与本项调查。

（二）方法

1. 设计问卷。选取《办法》中与互联网医疗保健信息服务使用者切身利益相关的部分法律条文，自主设计调查问卷。问卷共包括30个调查问题，分为4个模块：“用户个人基本信息”“互联网使用情况”“法律认知测试”以及“互联网医疗健康保健信息服务使用需求情况”。其中，在“法律认知测试”模块中,用户可从“是”“否”或“不知道”中选择一个答案，选择正确选项记 1 分，选择错误选项或“不知道”记 0 分；在“互联网医疗健康保健服务使用需求情况”模块中被调查者只需回答“是”或“否”。

整套调查问卷预计受访者 5 分钟内可完成。本调查问卷在正式投放之前已进行过小样本（98 份）测试，调查问题的可接受性已被优化，同时为排除随意填写答案现象特别增设了“陷阱选项”。测试结果不包含在总数据分析中。

2. 资料整理。回收调查问卷，核对填写内容，删除填有“陷阱选项”的答卷（在多选题“您当时是在哪个网站或手机 App 上与医生在线交流的”对应的 12 个选项中有 4 个杜撰的网站名称），共回收答卷 1012 份，剔除无效答卷 237 份，答卷有效率为 76.6%。

3. 统计分析。将答卷数据导入 SPSS17.0 软件进行统计学分析，归类统计不同基本信息特征人群的百分构成，同时使用平均分（± 标准差）或正确率表示法律认知的测试结果，并用 t 检验分析对测试结果有影响的人群特征。特别地，我们根据“是否曾经为自己或周围的人使用过互联网医疗保健信息咨询服务”将被调查者分为“使用组”与“非使用组”进行对照研究，对两组用户法律测试平均分的比较采用 t 检验并计算 OR 值与 95%CI；对单道测试题正确率及互联网医疗保健信息服务需求的比较采用 c2 检验并计算 OR 值与 95%CI。此外，我们采用对应分析探索用户对互联网医疗保健信息服务的法律认知与其使用需求之间的关系。

二、结果

（一）一般情况

被调查者的个人基本信息特征选取“性别”“年龄”“学历”“工作状态”“月收入”五项。性别：男女比例大致相等，男性占 50.8%（394/775），女性占 49.2（381/775）；年龄：中青年为主，小于 25 岁与大于 45 岁共计约 30%（235/775）；学历：本科为主，占 65.9%（511/775），专科及以下次之，占 25.4%（197/775），研究生较少，占 8.6%（67/775）；工作状态：目前有稳定工作者为主，占 83.1%（644/775），学生次之，占 10.2%（79/775），退休、待业等最少，占 6.7%（52/775）；月收入：自 1000 元以下至 10000 元以上不等，整体呈正态分布。每种特征的人群中对相邻分组间测试得分做两两比较并进行 t 检验，结果显示性别、年龄、工作状态对测试得分影响均无统计学差异（P ＞ 0.05）；本科及以上学历的被调查者测试得分明显优于专科及以下学历被调查者（P ＜ 0.01）；月收入 3000 元以上的被调查者测试得分明显优于月收入 3000 元以下者（P ＜ 0.01）。调查对象的一般情况及测试得分的分布情况见表 1。

表 1　用户个人基本信息特征与测试得分

	一般情况	人数（%）	测试平均分（± 标准差）	P
性别	男	394（50.8%）	5.09 ± 1.54	＞ 0.05
	女	381（49.3%）	5.08 ± 1.59	
年龄	15 ～ 25 岁	164（21.2%）	5.10 ± 1.72	＞ 0.05
	26 ～ 35 岁	366（47.2%）	5.17 ± 1.45	
	36 ～ 45 岁	174（22.5%）	4.87 ± 1.64	
	46 ～ 55 岁	60（7.7%）	5.13 ± 1.50	
	55 岁以上	11（1.4%）	5.09 ± 1.81	
学历	专科及以下	197（25.4%）	4.82 ± 1.81	＜ 0.01
	本科	511（65.9%）	5.16 ± 1.48	
	硕士	59（7.6%）	5.44 ± 1.21	＞ 0.05
	博士	8（1.0%）	5.60 ± 1.30	

（续表）

一般情况		人数（%）	测试平均分（± 标准差）	P
工作状态	已有固定工作	644（83.1%）	5.13 ± 1.51	> 0.05
	曾经有过工作	39（5.0%）	4.91 ± 1.84	
	学生	79（10.2%）	5.06 ± 1.74	
	退休	7（0.9%）	5.43 ± 1.72	
	从未有过工作	6（0.8%）	4.84 ± 1.84	
月收入	1000 元以下	11（1.4%）	4.82 ± 1.89	> 0.05
	1000 ～ 3000 元	107（13.8%）	4.51 ± 1.93	
	3000 ～ 5000 元	244（31.5%）	4.82 ± 1.84	< 0.01
	5000 ～ 8000 元	178（23.0%）	4.82 ± 1.84	
	8000 ～ 10000 元	105（13.5%）	5.33 ± 1.34	> 0.05
	10000 元以上	45（5.8%）	5.31 ± 1.36	

（二）互联网使用情况

随着移动互联网技术的迅速普及，手机已成为上网的重要媒介。根据“是否每天使用电脑上网”“是否每天使用手机上网”“是否曾经为自己或周围的人使用过互联网医疗保健信息咨询服务”观察被调查者的互联网使用情况。结果显示，89.6%（694/775）的被调查者每天都用电脑上网；94.9%（736/775）的被调查者每天都用手机上网；60.8%（471/775）的被调查者曾有网上求医的经历。对互联网使用情况三种分类中的分组相互对比并进行 t 检验，“每天用电脑上网”“每天用手机上网”及“曾经有过网上求医经历”的人群测试结果明显更加优秀（$P < 0.01$）。互联网使用情况及测试得分的分布情况见表 2。

表 2 互联网使用情况与测试得分

互联网使用情况		人数（%）	测试平均分（± 标准差）	P
电脑上网	每天	694（89.6%）	5.11 ± 1.51	< 0.01
	不是每天	81（10.4%）	4.84 ± 1.96	
手机上网	每天	736（94.9%）	5.12 ± 1.53	< 0.01
	不是每天	39（5.1%）	4.41 ± 1.96	
有无网上求医经历	有	471（60.8%）	5.24 ± 1.29	< 0.01
	没有	304（39.2%）	4.85 ± 1.90	

（三）单题测试结果

将被调查者分为“使用组”与“非使用组”，对比单题测试结果。纵览单题测试结果发现，在“医生能否提供互联网健康咨询答疑服务”“非医疗机构能否提供互联网医疗保健信息服务”和“网站上的医生是否需要留有资质证明材料”这三个问题上，“使用组”较“非使用组”获得了更高的正确率（P < 0.01）；而在“非相关专业的医生能否提供健康咨询服务”和“综合性网站能否向用户提供性科学研究”这两个问题上，“非使用组”正确率较高（P < 0.01）；且在“医生能否提供互联网诊疗服务”“非医疗机构能否提供远程医疗服务”“医疗保健网站是否需要获得卫生部门认证”和“医疗保健网站能否提供电子病历服务”这四个问题上，两组回答的正确率无明显差异（P > 0.05）。具体问题内容及单题测试结果见表 3。

表 3 法律认知单题测试结果

题干	分组	正确率	c2	OR（95%CI）
1. 医生可以利用网络问诊平台为您提供诊治服务吗?	使用组	11.7%	1.30	0.78（0.51–1.20）
	非使用组	14.5%		
2. 医生可以利用网络问诊平台为您提供健康咨询答疑服务吗?	使用组	92.4%	59.4**	4.77（3.13–7.27）
	非使用组	71.7%		

（续表）

题干	分组	正确率	c2	OR（95%CI）
3. 非医疗机构可以在网上为用户提供医疗保健信息服务吗？	使用组	51.0%	40.1**	2.68（1.97–3.65）
	非使用组	28.0%		
4. 非医疗机构可以在网上为用户提供远程医疗服务吗？	使用组	41.6%	2.21	0.80（0.60–1.07）
	非使用组	47.0%		
5. 为您在线答疑的医生在网站上必须留有学历证明及资格证书、执业证书复印件等相关证明吗？	使用组	87.3%	5.21*	1.58（1.07–2.35）
	非使用组	81.3%		
6. 提供互联网医疗保健信息服务的网站需要有卫生主管部门对其服务范围的认可吗？	使用组	85.8%	0.12	1.08（0.72–1.61）
	非使用组	84.9%		
7. 普通在线医疗保健网站可以为您建立电子病历或健康档案吗？	使用组	24.0%	0.05	0.96（0.69–1.35）
	非使用组	24.7%		
8. 与您疾病非相关专业的医生能为您在网上答疑吗？	使用组	34.2%	10.4**	0.62（0.46–0.83）
	非使用组	45.7%		
9. 综合性网站的预防保健类频道可以向用户提供性科学研究吗？	使用组	12.1%	13.6**	0.49（0.33–0.72）
	非使用组	22.0%		
10. 综合性网站的预防保健类频道可以向用户开展性知识的宣传吗？	使用组	83.9%	37.3**	2.82（2.01–3.97）
	非使用组	64.8%		

（注："*"表示 $P < 0.05$，差异有统计学意义；"**"表示 $P < 0.01$，差异有显著统计学意义）

（四）互联网医疗保健信息服务的使用需求状况

根据测试题所选择的《办法》中相关内容，调查用户对互联网医疗保健信息服务的使用需求状况，并分析用户法律认知与有关需求的相关性。结果显示，除了在"使用互联网医疗保健信息服务前查看网站或医生的相关资质认可证明材料”的两个方面上两组都表现出较高的需求率（均超过 75%）且差异无统计学意义外（P ＞ 0.05），其余五项需求均为“使用组”需求率较高（P ＜ 0.01）。具体需求状况见表 4。

表 4 服务使用需求状况

需求项目	分组	需求率	c2	OR（95%CI）
1. 如果有医生在网上和您交流时向您推荐了某种药品，您愿意关注该药品吗？	使用组	86.4%	68.4**	4.14（2.92–5.89）
	非使用组	60.5%		
2. 您希望将来非医疗机构为您开展远程会诊和治疗吗？	使用组	46.9%	7.66**	1.51（1.13–2.02）
	非使用组	36.9%		
3. 在网站上向医生咨询之前，您认为有必要查看他/她的相关证明材料吗？	使用组	76.6%	0.10	0.95（0.67–1.33）
	非使用组	77.6%		
4. 在网站上向医生咨询前，您认为有必要查看这家网站的相关运营许可及服务范围说明吗？	使用组	78.3%	2.06	0.76（0.53–1.10）
	非使用组	82.6%		
5. 您希望在某家网站上拥有自己的电子病历或健康档案吗？	使用组	67.3%	26.7**	2.17（1.61–2.92）
	非使用组	48.7%		
6. 如果非相关专业的医生为您答疑，您会继续和他/她交流吗？	使用组	62.0%	16.1**	1.81（1.35–2.43）
	非使用组	47.4%		
7. 您曾经在网站上主动浏览过有关性的知识或广告吗？	使用组	86.4%	38.9**	3.03（2.12–4.32）
	非使用组	67.8%		

（注：“**”表示 P ＜ 0.01，差异有显著统计学意义）

（五）互联网医疗保健信息服务的法律认知与使用需求的关系

为探究用户对互联网医疗保健信息服务的法律认知与其使用需求存在怎样的联系，我们将表 4 中用户是否具有某一种需求与表 3 中用户在对应的法律测试题中选择“是”的人数百分比做对应分析。具体对应结果见表 5。

从表内数据中不难发现，用户对互联网医疗保健信息服务的法律认知与其使用需求存在明显的相关性，需求较强烈的用户的法律意识中更倾向于法律对信息服务的认可，而需求较小的用户的法律意识中更倾向于法律对该服务的限制。

表 5 用户对互联网医疗保健信息服务的法律认知与其使用需求的对应情况

需求名称	有无需求	测试题中选择“是”的人数百分比（%）									
		Q1	Q2	Q3	Q4	Q5	Q6	Q7	Q8	Q9	Q10
1. 如果有医生在网上和您交流时向您推荐了某种药品，您愿意关注该药品吗？	是	75.6	90.5								
	否	39.1	64.1								
2. 您希望将来非医疗机构为您开展远程会诊和治疗吗？	是			56.0	49.6						
	否			34.6	29.7						
3. 在网站上向医生咨询之前，您认为有必要查看他 / 她的相关证明材料吗？	是					91.1					
	否					64.0					
4. 在网站上向医生咨询前，您认为有必要查看这家网站的相关运营许可及服务范围说明吗？	是						90.3				
	否						68.5				
5. 您希望在某家网站上拥有自己的电子病历或健康档案吗？	是							75.3			
	否							20.6			
6. 如果非相关专业的医生为您答疑，您会继续和他 / 她交流吗？	是								68.8		
	否								15.0		
7. 您曾经在网站上主动浏览过有关性的知识或广告吗？	是									68.0	81.7
	否									33.3	56.2

三、讨论与建议

（一）互联网医疗保健信息服务面临的法律问题

互联网医疗保健信息服务的日益普及为公众获取健康信息、加强自我疾病管理和改善求医心理等增添了一条便捷可行的新途径，是近年来国内外医疗行业发展的亮点[9-12]。但该领域巨大的运营规模和庞大的平台数量，也造成了信息质量的良莠不齐，各类网站上医疗保健信息来源的可靠性、更新的及时性、传播准确性以及用户个人信息和病历资料的私密性[13-15]等问题仍需要政府联合社会各界来共同解决。为规范互联网医疗卫生信息服务活动，2001 年原卫生部制定《互联网医疗卫生信息服务管理办法》，2009 年更新为《互联网医疗保健信息服务管理办法》，随后各地也陆续出台了相应的“实施细则”。新《互联网医疗保健信息服务管理办法》正在意见征求之中，有望于今年出台[16]。

目前《办法》对互联网医疗比较信息服务平台的业务范围主要做出了七点限制：一是不得发布不符合国家有关法律、法规和医疗保健信息管理相关规定的以及非科学的信息；二是不得发布含有封建迷信、淫秽内容的信息；三是不得发布虚假信息；四是不得发布未经审批的医疗广告；五是非医疗机构不得在互联网上储存和处理电子病历和健康档案信息；六是不得向普通互联网用户开放性科学研究；七是不得从事网上诊断和治疗活动。

在以上诸多限制中，以第七点最受社会关注，甚至有媒体一度将其误读为卫计委禁止互联网医疗的标志[8]。尽管卫计委已对此予以澄清，然而由于我国法律并未对“在线答疑”与“在线诊疗”两者在概念上做明确的区分，因此相关部门在监督管理过程中尚存在困难。1994 年《医疗机构管理条例实施细则》将“诊疗”二字定义为“通过各种检查，使用药物、器械及手术等方法”，而 2014 年 8 月 21 日国家卫生计生委出台的《关于推进医疗机构远程医疗服务的意见》虽然限制了医生在非医疗机构中对用户进行诊断，但并未将互联网医疗行业中的远程健康指导和咨询列在禁止范围内[17]。考虑到普通保健类网站几乎不可能对用户隔空开展此类所谓的“诊疗”操作，唯一可能有关系的即医生在网上向用户推荐某种药品，因而医生在网站上向用户推荐用药时应当尤为慎重。此外，鉴于在线咨询过程中对解答尺度把握程度的不同，医生的某些答复可能涉及了疾病的诊断和处理，严格地说也不符合法律和政策的规定，这给执法与监督带来了很大的困扰。

（二）互联网用户的法律认知现状的影响因素和原因分析

为了解当前互联网用户对在线医疗保健信息服务的法律认知和使用需求状况，我们通过电子问卷的形式对 1012 名互联网用户进行了调查。从整体测试结果上看，尽管《办法》自颁布和生效距今已有 6 年的时间，但互联网用户对《办法》中相关规定的了解程度尚有欠缺，整体平均得分未达到满分的 60%。其中，拥有较高的学历和收入、高频率上网的习惯及使用互联网医疗保健信息服务经历的人群法律认知程度相对更高。从局部的测试单题和使用需求结果来看，本调查中的“使用组”与“非使用组”在部分问题的认知以及使用需求上存在明显的差异，故我们考虑用户的法律认知和其对在线医疗保健信息服务的使用情况可能存在联系。进一步地，我们通过对应分析发现在使用需求调查中更多选择“是”，即使用需求较强烈的用户，其法律意识中更倾向于法律对信息服务的认可，而在使用需求调查中更多选择“否”的用户更倾向于法律对信息服务的限制。由此可见，国家卫生部门在制定和完善相关政策法规时应充分考虑互联网用户的使用需求，更多地征求普通用户的建议，从而更有效地保护用户的合法权益。

我们考虑当前我国互联网用户对在线医疗保健信息服务相关法律认知程度不足的原因可能主要有以下三点：一是部分法律条文过于笼统，缺乏对某些专业名词的解释和界定，如前文所述的“诊疗”与“咨询”，以及测试题中出现的“性科学研究”与“性知识宣传”等，因而多数人将概念相混淆。单题测试结果中第一题两组正确率不足20%，而第二题正确率可超过70%；第九题两组正确率不超过25%，而第十题正确率可超过60%，显然是用户由于不清楚概念的区分而在相邻的题目中做出了同为"是"或"否"的选择。二是互联网医疗保健信息服务平台缺少对用户的法律告知，同时对自身运营的合规合法性认识不足。国内的互联网医疗保健信息服务平台在网站页面中绝大部分内容是以宣传与网站合作的医院、医生的实力及网站的各类特色服务为主，很少向用户提及隐私安全等注意事项，更缺乏相应的措施，极易导致其服务的"越界"。三是互联网用户法律意识淡薄，在使用网络提供的各类便捷的服务时盲目自信。部分网民认为自己只是在网上正常简单地使用网站的功能，不会对自身造成任何侵害，却忽视了网站服务本身的合法性及其隐藏的诸多漏洞，因为如果信息平台仅仅通过用户提供的主诉和部分检查资料就作出诊断和处理，医疗安全风险就难以控制[17]。再如，Ali Sunyaev等调查了600款热门移动医疗类App的隐私保证条款发现，向用户提供该说明的App不足1/3，且其中大部分质量不达标，但用户却毫无察觉[18]，也提示用户在使用互联网医疗保健信息服务时应当多留个心眼。总之，当前我国互联网用户对在线医疗保健信息服务相关法律认知程度不足的原因是多方面的，需要社会各界联合共同努力来解决。

（三）对合理利用互联网医疗保健信息的建议

1. 加强对相关法律规定的了解。从本次调查结果来看，互联网用户对互联网医疗保健信息服务的法律认知普遍存在不足，故加强对相关法律的学习是十分必要的。但考虑到直接学习《办法》和其他相关法律对于普通互联网用户而言有着一定的困难，我们建议互联网用户，特别是有使用互联网医疗保健信息服务习惯的用户在关注各类健康信息的同时，也多注意医疗卫生行业的新闻。因为互联网医疗作为医疗领域的新生事物，在吸引大批投资与创业的过程中，必然离不开政府有关部门的活动。例如2014

年 5 月国家食药监总局公布的《互联网食品药品经营监督管理办法（征求意见稿）》，就曾一度引起了很大的社会反响。互联网用户在关注该系列的新闻动态时即可强化对相关法律规定的了解。

2. 仔细甄别信息的来源与性质。由于部分网站线上医生未实行实名制或不够严格，在监管缺失的情况下，其专业性与可信度缺乏保证。因此我们建议用户问诊前应当主动在医疗保健类网络平台页面上寻找相关证书的扫描件，如医疗卫生专业人员的学历证明及资格证书、执业证书，机构法人证书或者企业法人营业执照、网站域名注册的相关证书证明文件、《互联网医疗保健信息服务审核同意书》等，确保信息来源的可靠性。另外，当涉及网站上提供的诊断和处方、超范围信息服务、电子病历或健康档案服务以及性科学研究等内容时，用户应当留心避免踩入《办法》中规定的“禁区”。用户还应尽量从多渠道获取信息，如咨询多位医生、查找相关科普文章或文献及听取病友经验等，加强对信息的主动甄别力。

3. 结合院内诊疗需要选择性地接受。由于我国法律明令禁止医疗保健信息平台开展诊疗活动，且从在线信息上获得的实际健康效益也因人而异，故不建议用户将互联网医疗保健信息作为自身疾病治疗的“指南书”，而应将其视为院内正式诊疗效果的“助推器”。一方面，在对医疗保健信息浏览的过程中，用户对自身情况的认识可逐渐得到提升，例如对照有关说明可发现和排除更多症状和体征，故当其在医院内向医生陈述病情时应提供更详细、更有诊断价值的信息，从而提升诊疗效率；另一方面，医疗保健信息通常有着较广的覆盖面，例如可包括患病期间营养膳食补充和运动方式等方面的注意事项，故用户可将其作为院内诊疗后医嘱的补充，促进疾病的管理与康复。

参考文献

[1] Pallen M. Introducing the Internet[J]. Brit Med J，1995，(311)：1422-4.

[2] Rita S. Mano，Social Media and Online Health Services：a Health Empowerment Perspective to Online Health Information[J]. Computers in Human Behavior：2014，(39)：404-412.

[3] Laura Kelly，Crispin Jenkinson，Sue Ziebland. Measuring the Effects of Online Health Information for Patients：Item Generation for an e-health Impact Questionnaire[J]. Patient Education and Counseling，2013，(93)：433-438.

[4] Gaurav Bansal，Fatemeh "Mariam" Zahedi，David Gefen，The Impact of Personal Dispositions on Information Sensitivity，Privacy Concern and Trust in Disclosing Health Information Online[J]. Decision Support Systems，2010，(49)：138-150.

[5] Yahya Benkaouz，Mohammed Erradi. Towards a Decentralized OSN for a Privacy-preserving e-health System[J]，Procedia Computer Science，2015，(63)：284-291.

[6] Megan A. Moreno，Erin Kelleher，Nusheen Ameenuddin，Sarah Rastogi. Young Adult Females' Views Regarding Online Privacy Protection at Two Time Points[J]. Journal of Adolescent Health，2014，(55)：347-351.

[7] Sangram Ray，G.P. Biswas. Design of RSA-CA Based E-Health System for Supporting HIPAA Privacy-Security Regulations[J]. Procedia Technology，Volume 6，2012，(6)：954-961.

[8] 卢意光．"互联网＋医疗"所涉法律风险探析[J].医学与法学，2015，7(6)：74-77.

[9] 徐志杰，李海昕，等．基于医生视角的在线医疗咨询调查研究[J].无线互联科技，2015，(23)：119-120.

[10] Julika Loss，Verena Lindacher，Janina Curbach. Online Social Networking Sites—a Novel Setting for Health Promotion?[J]. Health & Place，2014，(26)：161–170.

[11] Hojat M，Louis D Z，Markham F W，Wender R，Rabinowitz C，Gonnella J S. Physicians' Empathy and Clinical Outcomes for Diabetic Patients[J]. Acad Med，2011，(86)：359–64.

[12] Kelley JM，Lembo A J，Ablon J S，Villanueva J J，Conboy L A，Levy R，et al. Patient and Practitioner Influences on the Placebo Effect in Irritable Bowel Syndrome[J]. Psychosom Med 2009，(71)：789–97.

[13] Ventola C L. Social Media and Health Care Professionals：Benefits，Risks，and Best Practices[J]. Pharm Ther 2014，39 (7)：491–520.

[14] Chretien K C，Kind T. Social Media and Clinical Care：Ethical，Professional[J]，and Social Implications. Circulation 2013 Apr 2；127 (13)：1413–21.

[15] Greysen S R，Kind T，Chretien K C. Online Professionalism and the Mirror of Social Media[J]. J General Intern Med 2010，25 (11)：1227–9.

[16] 中国新闻网 . 新《互联网医疗保健信息服务管理办法》将于今年出台 [EB/OL]. http：//zhongyi.zjol.com.cn/contents/181/14604.html，2015–05–29.

[17] 徐青松 ."禁止医生开展远程医疗服务"是误读 [J]. 中国卫生，2014，(12)：80–82.

[18] Ali Sunyaev，Tobias Dehling，Patrick L Taylor，Kenneth D Mandl. Availability and Quality of Mobile Health App Privacy Policies[J]. J Am Med Inform Assoc，2014，(0)：1–4.

阶段性论文 10

互联网用户对在线医疗服务的隐私敏感性及安全认知状况的调查与伦理对策

【摘要】目的：了解普通互联网用户对使用在线医疗服务时的隐私敏感性及其认知情况，探索提升用户隐私安全意识、优化服务使用效果以及完善国家相关政策的建议和对策。方法：依据用户使用在线医疗时可能涉及到的隐私事项自主设计调查问卷，其中包括 10 项隐私敏感性测试和 10 项隐私安全认知调查，以电子链接的形式发送给普通互联网用户，回收后比较不同特征用户的敏感性与安全认知水平，并采用 Pearson 相关分析法探讨两者的相关性。结果：共收回有效答卷 1432 份，其中有互联网医疗服务使用经历者 831 人。隐私敏感性测试平均得分为（5.69 ± 1.81），隐私安全认知调查平均得分为（5.01 ± 3.23）；上网频率和习惯对用户隐私敏感性和安全认知均有显著影响（P ＜ 0.01）；Pearson 相关分析显示，互联网用户对在线医疗的隐私敏感性与安全认知状况呈较为明显的相关性(P＜0.01)。结论：互联网用户对在线医疗的隐私安全认知亟待加强，建议用户在使用在线医疗服务时加强隐私敏感性；同时国家卫生部门应对在线医疗网站的隐私安全告知做出硬性规定。

【关键词】互联网医疗；互联网用户；隐私敏感性；认知；调查

互联网信息技术的发展推动了各行业经营模式的巨大改变，对医疗健康领域也造成了巨大的冲击。有资料表明，在美国高达 79% 的用户使用过互联网搜索健康信息 [1]，用户不仅可以直接从网上获取关于疾病的症状、进展和治疗等信息，更可以和其他医生或患者进行在线交流互动，甚至进行在线诊疗和购买药品[2-3]。

然而，互联网医疗保健信息服务在方便公众寻医问药的同时，亦不可避免地带来了一系列的法律和伦理方面的问题，首当其冲的就是用户信息的隐私安全问题[4-7]。作为公民传统隐私意义上的延伸，互联网隐私泛指用户在网络中享有的一切个人信息及网络活动行为[8]，应受到国家法律的保护。但目前国内在互联网医疗领域内推行的法律法规尚未成熟，互联网用户的隐私安全问题暂时无法得到有效的保障。因此，国家卫生部门正着手制定和完善相关规章制度，例如，国家卫计委已于2015年开始向第三方健康服务平台及相关企业和机构征求建议，据悉新《互联网医疗保健信息服务管理办法》有望今年颁布[9]。

鉴于互联网医疗服务已在我国日渐流行，而关于普通互联网用户在使用该服务时对隐私安全的关注和了解程度，国内调查研究甚少。故为了解用户使用在线医疗服务时的隐私敏感性及其认知情况，我们对部分网民进行了测试与调查，从而为其在提升隐私安全意识、保护自身权益、优化服务使用效果以及完善国家相关政策等方面提出建议和对策。

1. 资料与方法

1.1 一般资料

在电子问卷制作平台“问卷星”网站上制作电子问卷后生成电子链接，从PC端和移动端相结合的多种社交媒体渠道上将电子问卷进行扩散与调查。故调查对象理论上应为活跃在各社交媒体上的互联网用户。低于15岁的儿童和青少年不参与本项调查。

1.2 方法

1.2.1 调查工具　根据互联网用户使用在线医疗服务时可能涉及到的隐私问题，自主设计调查问卷。问卷共包括30个调查问题，分为4个模块：“用户个人基本信息”“互联网使用情况”“隐私敏感性测试”以及“隐私安全认知情况”。其中，在“隐私敏感性测试”模块中，用户可从“是”或“否”中选择一个答案，选择“高敏感”选项记 1 分，选择“低敏感”选项记 0 分；在“隐私安全认知情况”模块中被调查者回答“是”或“否”，选择“是”记 1 分，选择“否”记 0 分。

整套调查问卷预计受访者 5 分钟内可完成。本调查问卷在正式投放之前已进行过小样本（79 份）测试，调查问题的可接受性已被优化，同时为排除随意填写答案现象特别增设了“陷阱选项”。测试结果不包含在总数据分析中。

1.2.2 资料整理　回收调查问卷，核对填写内容，删除填有“陷阱选项”的答卷（在多选题“您当时是在哪个网站或手机 App 上与医生在线交流的”对应的 12 个选项中有 3 个杜撰的网站名称）及“年龄低于 15 岁”的答卷，最终共回收答卷 1538 份，剔除无效答卷 106 份，有效答卷 1432 份，答卷有效率为 93.1%。其中有互联网医疗服务使用经历者 831 人，601 份无相关经历者的答卷不计入本次调查统计范畴。

1.3 统计学方法

将答卷数据导入 SPSS17.0 软件进行统计学分析，滤过无互联网医疗服务使用经历者的答卷后归类统计不同特征人群的百分构成，同时使用（平均分 ± 标准差）表示调查结果，两组间比较采用 t 检验，多组间比较采用方差分析；计数资料以相对数表示。采用 Pearson 相关分析探索用户使用在线医疗服务时对隐私敏感性与安全认知之间的关系。$P < 0.05$ 表示有统计学意义。

2. 结果与分析

2.1 一般情况

被调查者的个人基本信息特征选取“性别”“年龄”“学历”“工作状态”“月收入”和“健康状态”六项。性别：男女比例大致相等，男性占 50.9%（423/831），女性占 49.1%（408/831）；年龄：中青年为主，大于 45

岁共计 8.2%（68/831）；学历：本科为主，占 70.2%（583/831），专科及以下次之，占 19.6%（163/831），研究生较少，占 10.3%（85/831）；工作状态：目前有稳定工作者为主，占 85.8%（713/831），学生次之，占 7.8%（65/831），退休、待业等最少，占 6.4%（53/831）；月收入：自 1000 元以下至 10000 元以上不等，整体呈正态分布，高峰位于 3001 ～ 5000 元；健康状态：从未患过任何重大或慢性性疾病者占 65.9%（548/831），曾患过至少一项重大或慢性疾病者占 34.1%（283/831）。整体上看，参与本项调查的互联网用户隐私敏感性测试平均得分为（5.69 ± 1.81），隐私安全认知调查平均得分为（5.01 ± 3.23）。每种特征的人群中对相邻分组间结果得分做两两比较并进行 t 检验或卡方检验，结果显示性别、月收入和工作状态对调查结果得分影响均无统计学差异（$P > 0.05$）。但 36 岁及以上的被调查者对隐私安全的认知度显著低于 35 岁及以下的被调查者（$P < 0.01$）；本科及以上学历的被调查者对隐私敏感性及安全的认知度均显著高于专科及以下学历被调查者（$P < 0.01$）；未患过重大或慢性疾病的被调查者对隐私的敏感性高于曾患过重大或慢性疾病者，但对隐私安全的认知度较低（$P < 0.01$）。调查对象的一般情况于隐私调查结果见表 1。

表 1 用户个人基本信息特征与隐私调查结果

一般情况		人数（%）	隐私敏感性得分	隐私安全认知度
性别	男	423（50.9%）	5.57 ± 1.70	5.15 ± 3.22
	女	408（49.1%）	5.83 ± 1.85	4.86 ± 3.24
t 值			–1.99	1.26
P 值			0.060	0.206

（续表）

一般情况		人数（%）	隐私敏感性得分	隐私安全认知度
年龄	15～25岁	132（15.9%）	5.92 ± 1.81	4.70 ± 2.96
	26～35岁	447（53.8%）	5.66 ± 1.77	5.60 ± 3.23
	36～45岁	184（22.1%）	5.74 ± 1.86	4.24 ± 3.10
	46～55岁	50（6.0%）	5.58 ± 1.96	4.12 ± 3.50
	55岁以上	18（2.2%）	5.06 ± 1.86	3.06 ± 3.02
F值			42.5	86.1
P值			0.362	0.000
学历	专科及以下	163（19.6%）	5.40 ± 1.96	4.01 ± 3.19
	本科	583（70.2%）	5.80 ± 1.71	5.17 ± 3.22
	硕士	77（9.3%）	5.61 ± 2.07	6.27 ± 2.77
	博士	8（1.0%）	5.70 ± 2.27	6.63 ± 3.18
F值			36.5	69.7
P值			0.192	0.000
工作状态	有固定工作	713（85.8%）	5.70 ± 1.78	5.16 ± 3.25
	目前待业	45（5.4%）	5.60 ± 1.98	4.60 ± 3.26
	学生	65（7.8%）	5.88 ± 2.06	4.02 ± 2.70
	退休	8（1.0%）	4.63 ± 1.99	2.25 ± 3.01
F值			41.6	40.0
P值			0.07	0.104
月收入	1000元以下	56（6.7%）	6.00 ± 2.02	3.46 ± 2.59
	1000～3000元	106（12.8%）	5.71 ± 1.94	4.44 ± 3.11
	3000～5000元	264（31.8%）	5.69 ± 1.77	4.72 ± 3.21
	5000～8000元	235（28.3%）	5.63 ± 1.87	5.20 ± 3.13
	8000～10000元	100（12.0%）	5.84 ± 1.60	6.33 ± 3.20
	10000元以上	70（8.4%）	5.44 ± 1.72	5.62 ± 3.55
F值			50.8	60.2
P值			0.44	0.08

（续表）

一般情况		人数（%）	隐私敏感性得分	隐私安全认知度
健康状态	曾患过至少一项重大或慢性疾病	283（34.1%）	5.47 ± 1.46	5.36 ± 3.30
	从未患过任何重大或慢性疾病	548（65.9%）	5.82 ± 1.83	4.83 ± 3.19
t 值			–2.67	2.28
P 值			0.008	0.023

2.2 互联网使用情况

随着移动互联网技术的迅速普及，手机已成为上网的重要媒介。根据"是否每天使用电脑上网""是否每天使用手机上网""是否曾经为自己或周围的人使用过互联网医疗保健信息咨询服务"和"是否曾为互联网医疗服务支付费用"四项指标观察被调查者的互联网使用情况。结果显示，87.7%（729/831）的被调查者每天都用电脑上网；94.5%（785/831）的被调查者每天都用手机上网；77.0%（640/831）的被调查者曾有网上求医的经历；45.0%（374/831）曾为互联网医疗服务支付过费用。对互联网使用情况四种分类中的分组相互对比并进行 t 检验，结果显示，不同上网习惯者对互联网医疗服务的隐私敏感性无明显差异，而"每天用电脑上网""每天用手机上网"及"曾为互联网医疗服务支付过费用"的人群对隐私安全认知度明显较高（$P < 0.01$）。互联网使用情况及调查具体结果见表 2。

表 2 互联网使用情况与隐私调查结果

互联网使用情况		人数（%）	隐私敏感性得分	隐私安全认知度
电脑上网	每天	729（87.7%）	5.72 ± 1.82	5.18 ± 3.21
	非每天	102（12.3%）	5.55 ± 1.74	3.81 ± 3.16
t 值			0.893	4.02

（续表）

互联网使用情况		人数（%）	隐私敏感性得分	隐私安全认知度
P 值			0.372	0.000
手机上网	每天	785（94.5%）	5.72 ± 1.81	5.10 ± 3.24
	非每天	46（5.5%）	5.39 ± 1.86	3.52 ± 2.60
t 值			1.19	3.23
P 值			0.236	0.001
是否曾为在线医疗服务付费	有过	374（45.0%）	5.64 ± 1.54	6.84 ± 2.77
	没有	457（55.0%）	5.74 ± 2.01	3.51 ± 2.79
t 值			−0.788	17.2
P 值			0.431	0.000

2.3 用户隐私敏感性与安全认知度的相关性

为探究用户对互联网医疗服务的隐私敏感性与其安全认知存在怎样的联系，我们分别设计了 10 道隐私敏感性测试题与 10 道隐私安全认知调查题，具体题目如表 3 所示。然后将两套题目之间题对题进行 Pearson 相关分析。具体对应结果见表 4，表 4 中用 S1、S2…S10 表示隐私敏感性测试题，用 C1、C2…C10 表示隐私安全认知调查题。从表内数据中不难发现，用户对互联网医疗服务的隐私敏感性与其安全认知之间存在着较为明显的相关性（$P < 0.01$）。

表 3　法律认知单题测试结果

隐私敏感性测试	敏感率（%）	安全认知调查	认知率（%）
1. 您是否介意医疗保健类网站将您的健康信息资料用作商业用途（即时网站声称严格保密）？	80.5	1. 您是否清楚如果自己的健康信息资料被泄漏所产生的后果呢？	58.2

（续表）

隐私敏感性测试	敏感率（%）	安全认知调查	认知率（%）
2. 您在使用某互联网医疗保健信息服务前是否会阅读该平台的隐私保护条款？	73.2	2. 您是否会主动了解和核实医疗保健网站的经营许可证明？	57.9
3. 您是否愿意和病友论坛上的其他患者分享自己的求医经历呢？	28.9	3. 您是否清楚医疗保健网站使用了什么技术来保护用户的隐私安全？	42.0
4. 您会怀疑自己的信息资料被医疗保健类网站泄漏吗？	64.4	4. 您是否清楚普通医疗保健类网站可能会利用您的健康信息资料做什么吗？	42.8
5. 在医疗保健类网站上您是否会填写除健康信息以外的个人真实信息呢？	43.9	5. 如果您怀疑自己的信息被某医疗保健类网站泄漏，您知道如何向网站交涉吗？	43.9
6. 您是否介意别人知道您的就诊经过呢？	69.8	6. 如果您怀疑自己的信息被某医疗保健类网站泄漏，您知道应该向哪个政府监管部门投诉吗？	44.0
7. 您愿意将自己的联系方式等信息告诉网站上的医生以便线下交流吗？	34.8	7. 您是否清楚目前国内对互联网用户隐私保护的立法情况？	41.9
8. 您是否介意别人知道您的健康情况呢？	68.2	8. 您有无关注过医疗保健类网站侵犯用户隐私权的相关新闻报道？	61.0
9. 您是否愿意网站为您建立电子病历或健康档案呢？	32.4	9. 如果医疗保健类网站泄漏了您的隐私，您认为您自己需要为此负责吗？	51.6
10. 在使用相关服务前，您是否会主动查看该医疗保健网站的运营许可证明？	66.8	10. 您认为医疗保健类网站太关注保护用户隐私会对其提供的服务产生负面影响吗？	57.5

表 4 用户对互联网医疗服务的隐私敏感性与安全认知的相关性分析（r 值）

		互联网用户的隐私安全认知度									
		C1	C2	C3	C4	C5	C6	C7	C8	C9	C10
互联网用户的隐私敏感性	S1	0.125**	0.097**	0.105**	0.107**	0.099**	0.057	0.011	0.111**	0.089*	0.142**
	S2	0.335**	0.413**	0.312**	0.288**	0.279**	0.253**	0.299**	0.240**	0.147**	0.188**
	S3	–0.047	–0.091**	–0.193**	–0.112**	–0.152**	–0.143**	–0.121**	–0.155**	–0.132**	–0.108**
	S4	0.140**	0.139**	0.165**	0.131**	0.162**	0.144**	0.142**	0.194**	0.120**	0.154**
	S5	–0.155**	–0.144**	–0.296**	–0.237	–0.221**	–0.238**	0.216**	–0.158**	–0.220**	–0.254**
	S6	0.187**	0.145**	0.146**	0.119**	0.149**	0.130**	0.112**	0.114**	0.097**	0.219**
	S7	–0.122**	–0.234**	–0.307**	–0.237**	–0.270**	–0.262**	–0.246**	–0.142**	–0.174**	–0.178**
	S8	0.135**	0.125**	0.177**	0.162**	0.114**	0.111**	0.113**	0.053	0.100**	0.130**
	S9	–0.118**	–0.191**	–0.250**	–0.147**	–0.203**	–0.210**	–0.196**	–0.190**	–0.149**	–0.181**
	S10	0.341**	0.568**	0.336**	0.301**	0.315**	0.327**	0.324**	0.280**	0.156**	0.174**

注：*P ＜ 0.05；**P 小于 0.01。

3. 讨论与对策

3.1 互联网用户的隐私敏感性与安全认知的影响因素及原因分析

从我们的调查结果上看，互联网用户的社会特征对其使用互联网医疗服务时的隐私敏感性与安全认知的影响不能被排除，表 1 中的数据显示，年龄、学历和健康状态可能是影响互联网用户隐私敏感性与安全认知的相关因素。中青年、高学历的互联网用户有着较高的受教育水平，且使用互联网时间长，接触到的信息量大，故对互联网信息保持较强的敏感性和较为成熟的认知。

健康状态对隐私敏感性与安全认知度的影响出现差异，未患过重大或慢性疾病的被调查者对隐私的敏感性高于曾患过重大或慢性疾病者，但对隐私安全的认知度较低。我们推测，未患过重大或慢性疾病的被调查者并不具有良好的信息素质，也没有掌握充足的隐私安全维护的相关知识，存在盲目的自我保护意识。相比之下，曾患过重大或慢性疾病者对隐私安全有较高的认知，但不可避免地出现过度信任在线医疗隐私安全，隐私保护意识松懈的情况，其根本原因在于掌握的在线医疗服务隐私安全知识欠缺，一定程度上可能与国家相关政策落地不足有关。

上网频率和习惯是影响用户对互联网医疗服务的隐私安全认知的重要因素。由表 2 可知：电脑上网者、手机上网者及曾为在线医疗服务付费者的隐私敏感性得分结果无统计学差异（$P > 0.05$），但三者与隐私安全认知度却明显相关（$P < 0.01$）。随着互联网的不断普及，群众的隐私安全认知度有所提高，上网频率高和有深入使用习惯的互联网用户接触在线医疗服务以外的其他在线服务机会较多，能够从各种途径了解到保护隐私安全的方法和对策，往往能对隐私安全的自我保护举一反三，让其他在线服务对在线医疗服务产生影响。

此外，通过本次调查研究我们观察到，用户使用在线医疗服务的隐私敏感性与其隐私安全认知存在一定的相关性。表 3 中 Pearson 相关分析显示，隐私敏感性测试中的 S1、S2、S4、S6、S8、S10 均与安全认知度呈正相关，而 S3、S5、S7、S9 均与安全认知度呈负相关。表中 S2 和 S10 与安全认知度 C1—10 正相关性普遍较高，可见会阅读服务平台的隐私保护条款的互联网用户和会主动查看医疗保健网站的运营许可证明的用户，具有一定的安全认知水平，了解保护隐私安全的方法，他们的隐私敏感性建立在可靠的安全认知基础上。互联网用户重视隐私安全，便会更多地了解相关信息，从而间接提高了对在线医疗的安全认知。这也为提升互联网医疗服务隐私安全指出一条道路，即提高用户对隐私安全的重视程度。

3.2 提升互联网医疗服务隐私安全的对策

3.2.1 从法律角度保护用户隐私权　与我国互联网突飞猛进的发展速度相比，移动互联网管理的法律法规体系不健全，尤其缺乏关于移动互联网隐私权保护的专门立法，仅在一些零散的法律条文中有所涉及且数量极少，没有形成一个相互补充、拾遗补缺的体系，这些欠缺极大地影响了对移动互联网隐私权的保护，作为弱势群体的患者，无法依据法律法规去维权，难免会带来经济损失及精神伤害。而欧美各国积极推进网络隐私保护工作，如美国国会针对弱势群体的儿童隐私问题，于1998年通过了《儿童在线隐私保护法》(COPPA)，对于商业网站在线收集13岁以下儿童的个人信息的行为进行了限制和规范，要求网站管理者必须保护儿童在线隐私和安全，同样，这种规范对互联网在线医疗服务隐私保护有借鉴作用。因此，从政府顶层设计层面，加强对弱势群体网络隐私保护需求的研究，依照相关法律条文，加强移动互联网隐私权保护立法符合时代潮流。

3.2.2 从技术角度保护用户隐私权 互联网医疗服务网站作为掌握和处理用户个人信息和病历资料的平台，是保障用户隐私安全的源头，其本身对于保护互联网用户隐私安全有不可推卸的责任，故尤其应加强自身建设和完善。在对用户的信息采集、处理、存储方面加强管理，争取从源头开始保障用户在使用服务的全过程中的隐私安全。考虑到目前对医疗保健网站的经营许可证、隐私安全保护技术、隐私保护的立法和维权等情况一无所知的用户仍不在少数，例如 Ali Sunyaev 等调查了600款热门移动医疗类 App 的隐私保证条款发现，向用户提供该说明的 App 不足1/3，且其中大部分质量不达标，但用户却毫无察觉[21]，因此用户在使用互联网医疗保健信息服务时也应当多留个心眼。

在线医疗服务供应商应当不断完善安全通信技术，在确保安全通信的前提下，医疗服务网站需寻求相关的法律援助，明确规定互联网用户和医生的权限，告知网站平台的经营许可证和隐私保护条款，并且通知相关法律责任。供应商营造的透明、平等的网络环境与其形象和信誉直接挂钩，对于隐私安全与用户体验要努力做到均衡，让用户知道他们公开的信息有可能被陌生人浏览的同时，也要确保用户对被谁浏览过有知情权和禁止权，以及对用户发布的资料建立公开等级限制，即支持某些资料仅对部分指定用户公开等[10]，最大限度的保障用户隐私安全与服务质量。

3.2.3 从行业自律角度保护用户隐私权　在线医疗服务网络中，从业者应加强自律。用户是隐私权权利的主体，医疗服务网站是个人隐私权的义务主体，作为义务主体应履行下列义务：（1）在收集个人信息前必须征得信息主体的同意，明确告知修改与更新信息内容的程序；主动提供收集个人信息声明和隐私政策声明；（2）对个人信息的建立、运用与处理、保密措施、违约责任等有义务告知；（3）需遵照用户的授权合理使用信息，不得滥用，不得将个人信息以任何方式篡改或泄露等；对个人信息资料妥善保存，建立安全措施，以防信息资料被不法分子使用；⑷借鉴国外经验，我国可考虑成立第三方网络隐私认证评级机构，对网站的隐私声明、隐私保护技术、隐私保护流程等进行综合评估。

与此同时，卫生管理部门作为监督和管理机构，一方面对互联网医疗服务网站有监管的责任，另一方面对用户群体有积极正确的引导和规范责任。目前，国家主管部门对于信息安全技术及在线医疗服务已经有一定的审查、评定和监管程序。更有学者提出建立统一的移动互联网医院安全和监管平台方案，并凭借平台的安全传输功能，对移动互联网医院传输的数据进行收集、监控和分析[12-14]。我们建议卫生管理部门对在线医疗服务网站如何保障用户隐私作出硬性规定，提高对服务供应商提供的医疗保健服务的审核门槛。

3.2.4 从互联网用户角度提升隐私敏感性　互联网用户应通过增强隐私安全意识，学习相关知识，不断提高自身的隐私敏感性。例如主动查看该医疗保健网站的运营许可证明，主动阅读服务平台的隐私保护条款，了解哪些信息资料将用作商业用途，以及避免填写除健康信息以外的个人真实信息等。在互联网医疗服务的选择上，我们提醒互联网用户要选择经网络主管部门和卫生管理部门审核通过的可信的服务供应商。使用服务时必须警惕医疗服务网站通过各种花哨的功能做掩盖获取用户数据，互联网用户的位置信息、生活细节和照片等资料[10]对于在线医疗服务往往是不必要的，要特别注意这些资料的保密。

另外，我们也必须认识到：在线医疗服务没有绝对的隐私安全，安全与用户体验一定要达到一种平衡，否则极致的安全会破坏在线医疗服务的创新[11]。互联网用户必须处理好隐私敏感性与服务信任度之间的平衡，这样才能促进在线医疗服务行业不断发展。

参考文献

［1］Pallen M. Introducing the Internet[J]. Brit Med J，1995，（311）：1422–4.

［2］Rita S. Mano，Social Media And Online Health Services：A Health Empowerment Perspective to Online Health Information[J].Computers in Human Behavior，2014，（39）：404–412.

［3］Laura Kelly，Crispin Jenkinson，Sue Ziebland. Measuring the Effects of Online Health Information for Patients：Item Generation for an E–Health Impact Questionnaire[J]. Patient Education And Counseling，2013，（93）：433–438.

［4］Yahya Benkaouz，Mohammed Erradi. Towards a Decentralized OSN for a Privacy–preserving e–health System[J]，Procedia Computer Science，2015，（63）：284–291.

［5］Megan A. Moreno，Erin Kelleher，Nusheen Ameenuddin，Sarah Rastogi. Young Adult Females' Views Regarding Online Privacy Protection at Two Time Points[J]. Journal of Adolescent Health，2014，（55）：347–351.

［6］Sangram Ray，G.P. Biswas. Design of RSA–CA Based E–Health System for Supporting HIPAA Privacy–Security Regulations[J]. Procedia Technology，Volume 6，2012，（6）：954–961.

［7］Gaurav Bansal et al. The Impact of Personal Dispositions on Information Sensitivity，Privacy Concern and Trust in Disclosing Health Information Online[J].

Decision Support Systems, 2010,（49）: 138–150.

［8］中国新闻网．新《互联网医疗保健信息服务管理办法》将于今年出台 [EB/OL]. http：//zhongyi.zjol.com.cn/contents/181/14604.html, 2015–05–29.

［9］Kerina H. Jones et al. A case study of the Secure Anonymous Information Linkage（SAIL）Gateway：A privacy–protecting Remote Access System for Health–related Research and Evaluation[J]. Journal of Biomedical Informatics, 2014,（50）: 196–204.

［10］雷锋网．不要去刺激用户最敏感的"隐私"雷区 [EB/OL]. http：//www.yixieshi.com/it/10678.html, 2012–04–18.

［11］余弦．几乎所有互联网重要隐私都泄露了，想黑你还真的躲不掉 [EB/OL]. http：//daily.zhihu.com/story/3033743，2014–02–08.

［12］Ali Sunyaev，Tobias Dehling，Patrick L Taylor，Kenneth D Mandl. Availability and Quality of Mobile Health Appprivacy Policies[J]. J Am Med Inform Assoc, 2014,（0）: 1–4.

［13］Stefanos Gritzalis，尹捍东，等．现代电子医疗环境中加强隐私和数据保护技术指南 [J]. 应用技术，2013,（13）: 199–206.

［14］胡建平，高晓飞，等．移动互联网医院信息安全与监管平台 [J]. 中国卫生信息管理杂志，2015，12（1）: 14–19.

阶段性论文 11

在线问诊应知的《互联网医疗保健信息服务管理办法》相关法律问题解析

【摘要】在线问诊是互联网时代下求医者获取医疗健康信息的新途径，一定程度上缓解了医患间信息不对称的矛盾，但同时也不可避免地引发了一系列的法律问题。国家卫生部为此于 2009 年制定了《互联网医疗保健信息服务管理办法》(以下简称《办法》)，该《办法》是目前“互联网+健康”领域的最直接的法律依据。本文通过列举和分析《办法》中与使用互联网获取医疗健康信息服务者权利密切相关的条文，为其提供相关的指导和建议。

【关键词】在线问诊；互联网医疗；远程医疗；法律

一、互联网医疗保健信息服务的背景

目前我国医疗资源的分配和使用正呈现出紧张的态势。第三次国家卫生服务调查分析报告中明确指出：“医疗服务费用近年来增长速度过快，超过了人均收入的增长，医药卫生消费支出已成为我国居民继家庭食品、教育支出后的第三大消费[1]。”幸运的是，有调查表明，在美国高达 79% 的用户使用互联网搜索健康信息，用户不仅可以直接从网上获取关于疾病的症状、进展和治疗等信息，更可以和其他患者进行在线交流互动，甚至进行在线诊疗和购买药品[2]。

在线问诊是互联网时代下求医者获取医疗健康信息的新途径，一定程度上缓解了医患间信息不对称的矛盾，但同时也不可避免地引发了一系列的法律问题。国家卫生部为此于 2009 年制定了《互联网医疗保健信息息服务管理办法》(以下简称《办法》),该《办法》是目前“互联网+健康”领域的最直接的法律依据。本文通过列举和分析《办法》中与使用互联网获取医疗健康信息服务者权利密切相关的条文，为其提供相关的指导和建议。

二、《办法》相关法律条文解析

1.《办法》第七条规定：“……医疗卫生专业人员学历证明及资格证书、执业证书复印件，网站负责人身份证及简历。”求医者上网问诊时，对答诊医生的身份进行认证是一件十分必要的事情。有新闻报道，由于一些网站线上医生未实行实名制，在监管缺失的情况下，不少所谓的医疗健康咨询网站缺乏专业性与可信度，所谓的专家多为“虚拟”，解答往往错误百出，多数以咨询为幌子卖假药[3]。问诊前应当主动在医疗保健类网络平台上寻找相关证书的扫描件，如医疗卫生专业人员学历证明及资格证书、执业证书，机构法人证书或者企业法人营业执照、网站域名注册的相关证书证明文件、《互联网医疗保健信息服务审核同意书》等。一般此类认证文件在正规网站主页的底部应能轻易找到。

2.《办法》第十二条规定：“(互联网医疗保健机构)不得从事网上诊断和治疗活动”。与远程医疗不同的是，医疗保健类网络平台上的信息服务不能涉及正式的医学诊断与治疗活动而只能提供医学“建议”，即使答诊医生有行医资格与经验。区分两者的界定标准主要是两点，一是医生答诊时对用户提供的信息的规范性,答诊内容中应当经常以“可能”“推测”“待查”等字眼提醒用户医生的判断并非最终定论，避免求医者草率认定医生的建议；二是医生不可直接为求医者开出处方，更忌讳医生借此机会宣传药品或保健品的药效。求医者问诊时遇到医生答诊时做武断的“诊断”和“治疗”时应当特别注意，仔细排除医生失误将两者混淆的情况。

3.《办法》第十二条规定：“非医疗机构不得在互联网上储存和处理电子

病历和健康档案信息。"《办法》中对机构的限制主要出于对用户隐私权的保护，但电子病历在线分享服务曾被认为是在医疗保健类网络平台服务项目上突破在线健康信息（OHI）与网络互助小组（OSG）的创新之举，因为正规的电子病历不仅能够提供更为准确详实的医疗信息，更可以引起患相同疾病的患者间的"共情"。国内"医享网"即为提供该服务的典范，拥有超过20万份的电子病历，但目前该网站已几乎处于停运状态，大部分病友圈的管理人员长期下线。与医疗机构相比，非医疗机构在营造虚拟社区环境方面有较大的优势，可拥有较广泛的用户群，但用户在使用该服务时根据《办法》应当注意关注运营机构的主体是否为医疗机构，以避免不必要的麻烦。

三、指导与建议

求医者利用互联网在线获取医疗保健信息时应当遵守以下两条原则：一是尽量从多渠道获取信息，如咨询多位医生、查找相关科普文章或文献及听取病友经验等；二是主动鉴别信息来源的网站和个人是否依法具备经认证的资格，积极筛选最合适的医疗保健信息服务网络平台。总之，在线问诊应成为线下诊疗的辅助，从而帮助提高诊疗效率与质量。

参考文献

［1］卫生部统计信息中心．第三次国家卫生服务调查分析报告 [J]. 中国医院，2005，9（1）：3-11.

［2］徐志杰等．从博弈论视角观察网络医疗健康资源的使用对医患关系的影响 [J]. 中国卫生产业，2016，12（26）：134-137.

［3］刘建．网上问诊缺法律规范，专家医生名不副实存安全隐患 [EB/OL].http：//roll.sohu.com/20121010/n354596140.shtml，2012-10-10.

阶段性论文 12

在线答诊应知的《互相联网医疗保健信息服务管理办法》相关法律问题解析

【摘要】在线答诊是互联网时代下医生寻求自由执业的新途径，一定程度上帮助广大求医者缓解了与医生间的信息不对称的矛盾，但同时也不可避免地引发了一系列的法律问题。国家卫生部为此于2009年制定了《互联网医疗保健信息服务管理办法》(以下简称《办法》)，该《办法》是目前“互联网＋健康”领域的最直接的法律依据。本文通过列举和分析《办法》中与使用互联网为求医者提供在线医疗保健信息服务的医务人员的权利和义务密切相关的条文，为其提供相关的指导和建议。

【关键词】在线答诊；互联网医疗；远程医疗；法律

一、互联网医疗保健信息服务的背景

目前我国医疗资源的分配和使用正呈现出紧张的态势。第三次国家卫生服务调查分析报告中明确指出，“医疗服务费用近年来增长速度过快，超过了人均收入的增长，医药卫生消费支出已成为我国居民继家庭食品、教育支出后的第三大消费”[1]。幸运的是，有调查表明，在美国高达79%的用户使用互联网搜索健康信息，用户不仅可以直接从网上获取关于疾病的症状、进展和治疗等信息，更可以和其他患者进行在线交流互动，甚至进行在线诊疗和购买药品[2]。

在线答诊是互联网时代下医生寻求自由执业的新途径，一定程度上帮助广大求医者缓解了与医生间的信息不对称的矛盾，但同时也不可避免地引发了一系列的法律问题。国家卫生部为此于2009年制定了《互联网医疗保健信息服务管理办法》（以下简称《办法》），该《办法》是目前“互联网＋健康”领域的最直接的法律依据。本文通过列举和分析《办法》中与使用互联网为求医者提供在线医疗保健信息服务的医务人员的权利和义务密切相关的条文，为其提供相关的指导和建议。

二、《办法》相关法律条文解析

1.《办法》第十二条规定：“互联网医疗保健信息服务内容必须科学、准确，必须符合国家有关法律、法规和医疗保健信息管理的相关规定。”“（互联网医疗保健机构）不得从事网上诊断和治疗活动。”医生在线答诊质量的高低，主要取决于医生对求医者病史的了解程度，如医患间的在线交流时间。据我们对某家国内知名的移动在线医疗保健信息服务机构的520名答诊医生开展的一项调查问卷结果显示，超过半数的医生为每位患者在线答诊平均花费时间在5分钟以内。仓促的问诊与交流容易导致两种类型的低质量的服务，一是医生给出的建议过于笼统、含糊，如简单叮嘱求医者“多喝水、多休息”，故违反了“准确性”原则；二是医生给出错误的治疗方案，特别是直接推荐求医者服用的药品名，因而违反了“科学性”原则。

2.《办法》第二十四条，若“超出有效期使用《互联网医疗保健信息服务审核同意书》的”，可追究机构及个人的法律责任。医生在线答诊通常是通过“接单”的方式得到与患者交流沟通的机会的，一旦确定医患间的在线问答关系后，医生即可在答诊结束后享受一定的报酬。目前提供网络医疗保健信息服务的机构采取的是“自动分科”与“用户选择”相结合的模式，即系统对求医者描述的症状截取关键词后与相关科室的专业涉及范围相匹配，从而选出可能适合求医者的科室。用户有机会对系统推荐的科室做更改。但我们通过调查和多次尝试发现，自动分诊的准确率并不理想，故不能保证用户能够一次性找到合适的科室。当用户失误未选择合适的专家，而答诊医生亦未仔细询问病史并给出相关建议时，其行为可能已经超出了执业范围，该行为同样违反了《执业医师法》第二十一条的规定："(医师)在注册的执业范围内，进行医学诊查、疾病调查、医学处置、出具相应的医学证明文件，选择合理的医疗、预防、保健方案。"

三、指导与建议

医生利用互联网机构的医疗保健平台在线为求医者答诊与实际院内接诊相比受到各方面的诸多限制，但溯其根源，高质量的在线答诊的关键在于医生增加与求医者的交流时间，尽量按照诊疗规范询问，要求其提供相关的诊断依据，努力查清其基本病史。但鉴于多数医生是利用自己业余的零碎时间为求医者答诊的，故难以对其保持长时间的关注或交流，加之经济利益等因素，提高答诊质量不能仅依赖于医生的个人主动自觉性，而更应该充分发挥网络开放和自由等方面的优势，积极营造良好的答诊氛围。例如，强化用户对医生的评价系统，除用户对医生的印象评价外，增加患者病情发展情况；再如，允许两位或多位医生同时"接单"，保证用户问诊的选择性等。总之，机构应当与医生共同承担提高答诊质量的责任，结合实际解决当前存在的种种困境。

参考文献

［1］卫生部统计信息中心．第三次国家卫生服务调查分析报告 [J]. 中国医院，2005，9（1）：3–11.

［2］徐志杰，等．从博弈论视角观察网络医疗健康资源的使用对医患关系的影响 [J]. 中国卫生产业，2016，12（26）：134–137.

第四章

医疗社交网络平台在社区的应用与推广

第一节 互联网医疗与分级诊疗

2015年9月，国务院办公厅发布了《关于推进分级诊疗制度建设的指导意见》(下称《意见》)，明确指出基层医疗服务在发展的过程中，应该积极引入优质的医疗资源，切实提升基层医疗服务的水平。基于新一轮医改的目标，众多互联网医疗企业开始加入其中，如"挂号网"宣布获得巨额融资之后转型成为微医集团，并且正在积极与地方政府寻求合作，建立全国性转诊会诊的协作平台，试图在县级以下地区全面覆盖互联网医疗服务，进而提升基础医疗服务水平。

从某种程度上讲，分级诊疗是一系列医疗制度改革的产物。相对于大医院而言，基层医院由于自身发展规模的局限性，无法涉足所有的门诊、住院业务，因此，医生资源的流动能够强化各级医院之间的联系，最大程度地满足患者的个性化需求，进而提升患者的服务感知度。现阶段，国内医疗拥堵已经是不争的事实，医院汇聚了大量的医疗服务，医疗资源分配不均，极大阻碍了我国医疗行业的可持续发展。随着医改程度的逐渐加深，原有的医疗体制矛盾演化为医疗供需矛盾，因此，我们能够认为分级诊疗是我国医疗服务产业发展的必然趋势。

自由执业指的是以医生诊所为主导，分担大医院的医患压力，进而提升医疗服务的水平。相比于医生诊所，大医院虽然有着充足的医生资源，但由于自身发展规模的局限性，缺乏健全完善的人力资源管理机制。即便政府在其中发挥了引导作用，但社区服务中心在机构设置、管理机制等方面仍然存在较大的缺陷。故新一轮医改应该明确医务人员的执业中心，由传统的医院门诊服务转变为社区诊所全科服务，建立全方位的社会诊所平台，降低医生自由执业的成本，从而提升基层医疗服务水平。对于政府而言，社区诊所平台建立的过程中，应该充分发挥行政引导的作用，积极配合设施配备、土地规划以及资质认证等工作，推动医生门诊执业平台的发展。

分级诊疗并不是一蹴而就的，需要长期的制度改革、编制改革作为基础。现阶段，由于医疗服务的过程中，医生流动性的成本较大，如果没有充足的保障政策，医生是不会轻易离开医院的。对于医生而言，不离开医院就是编制医生，离开医院意味着失去编制，很可能会为之付出较大的经济代价。

互联网医疗在推动分级诊疗等方面发挥了至关重要的作用。相比于传统的医疗服务体系，互联网医疗最为显著的特征就在于在分级诊疗的过程中，医院能够利用互联网资源进一步优化医生资源配比制度，降低医疗服务的时间成本，切实提升医疗服务的水平。互联网医疗的核心在于社区门诊服务平台，大医院只是在社区门诊服务平台的基础上，为患者提供所需的医疗服务。从互联网医疗发展的角度来讲，对于社区门诊全科服务是革命性的，但是对于大医院急诊和住院服务是边际性的，社区门诊服务平台能够聚集大量的优质医生资源，提高医疗服务的效率，进而提升医疗服务的整体水平。

毫无疑问，互联网在推动医疗服务体系改革等方面发挥了至关重要的作用。相比于其他产业，医疗服务产业对于内部信息的对称性有着更高的要求，这就要求医疗服务机构有着完善的人力资源管理体系和内部管理体系。从医疗服务发展的角度来讲，患者的医疗服务需求是不可预估的，处于被动地位的医疗服务，唯一能做的就是广泛收集相关信息，因此，内部信息的对称性显得尤为重要。对于医生而言，面对患者时需要保持正常的思考，避免受到外界因素的干扰，进而给医疗诊断带来较大的负面影响。医疗服务体系完善的过程中，互联网信息化工具能够有效地保证信息的对称性，如智能穿戴设备收集患者的健康数据，不仅能够为医生诊断提供数据支持，还能够帮助患者避免过度医疗。

除此之外，配合互联网医疗而加大常见病、多发病的宣传力度也是十分必要的。在社区医疗网络的支持下，将其用于帮助市区民众自我诊断，从而缓解基础医疗服务机构的就诊压力。并且，社区医疗服务站还可以邀请全科医生为社区居民普及医疗常识，提升居民对于疾病的认知程度，进而避免居民过度医疗的情况。社区医疗服务网络的建设在实际治疗的过程中发挥了至关重要的作用，社区医疗服务网络强调居民健康档案和家族档案，以全科医生门诊和社区医疗服务站为主导，为社区居民提供个性化的医疗服务。同时，开放的网上健康咨询平台能够强化患者与专业医生之间的沟通，专业医师定期在网上接受门诊，切实解决患者的实际问题，对提升社区医疗服务水平、改善医患关系都有着较大的促进作用。

第二节 互联网与社区卫生服务创新

作为社区建设的重要组成部分，社区卫生服务是以基层卫生机构为载体，以全科医生为核心，充分利用社区优势资源，切实为社区居民提供医疗服务的基层卫生服务。相比于其他类型的医疗服务，社会医疗服务是以社区内医疗服务需求为导向，以老年人、妇女、儿童、残疾人和贫困居民为重点服务对象，集健康教育、计划生育于一体的服务技术。社区医疗服务最为显著的特点就在于经济、方便，在为居民提供基础医疗服务的过程中，最大程度上满足患者的个性化需求，因此，社区医疗服务是一种惠民的基层卫生服务，在推动基础医疗服务发展、提升基础医疗服务水平上发挥了至关重要的作用。

社区卫生服务旨在为社区民众提供基本的医疗服务，推动基础医疗服务的发展，因此，我们认为社区卫生服务不仅能够满足社区民众基本的医疗卫生服务需求，还有助于提升基础医疗服务的水平，在构建和谐社会、改善医患关系等方面发挥了至关重要的作用。社区医疗服务以疾病预防为主，以社区为单位，目的是切实提升社区民众的健康水平。现阶段，社区卫生服务主要涵盖了以下几个方面的内容：①结合社区卫生现状进行社区诊断；②对爱国卫生工作给予一定的技术指导；③开展慢性非传染疾病、地方病的监控指导；④高危人群规范管理；⑤管辖区域内的传染性疾病控制；⑥开展计划生育咨询；⑦管辖区域内社会卫生资料的收集、整理、分析以及上报。

社区卫生服务机构办事点接诊，定期的出诊、巡诊、提供体检服务等虽然能够在一定程度上发挥社区卫生服务的作用，但传统医疗服务的弊端仍然存在：专业医务人员在提供医疗服务的过程中，始终处于被动，无法准确获取患者的个人健康信息，对医患诊断结果有着较大的负面影响。

社区医疗卫生服务的过程中，忽视了个人档案和家族档案的建立工作，只有当患者身体不适时，社区卫生服务机构才会介入。加之电话回访、巡访等方面无法覆盖所有的区域，以致于社区医疗卫生服务始终处于被动的状态，医生被动提供医疗卫生服务，患者被动接受医疗服务，无法满足患者的个性化需求，在一定程度上阻碍了社区医疗卫生服务的可持续发展。

相比于传统的物质需求，现阶段人们的健康意识有了显著的提升，传统医疗服务已经无法适应大众的个性化需求，医疗卫生服务体制改革势在必行。社区卫生服务机构需要结合自身的发展现状，充分利用自身的优势资源，改变传统的被动服务模式，最大程度上满足患者的个性化需求，进而提升基础卫生医疗服务的水平。

随着互联网信息技术的飞速发展，人们传统的生活方式、思维模式都发生了较大的变化，现阶段，互联网产业俨然成为国民经济发展的支持型产业。相比于前两次工业革命，以互联网为主导的第三产业在生产力上有着更为显著的优势。从医疗服务发展的角度来讲，在医院挂号、远程会诊以及患者健康信息健康等方面融入互联网信息技术有助于提升基础医疗服务的效率。即便如此，我国社区卫生服务仍然以传统工作模式为主，互联网信息化普及程度较低，严重阻碍了基础医疗卫生服务的可持续发展。

互联网信息技术在社区卫生服务机构中的完美结合，其价值不仅仅在于提升社区卫生医疗服务的水平，更在于推动社区医疗卫生服务的可持续发展，这对改善社区居民健康生活条件、构建和谐社会都有较大的促进作用。对于社区卫生服务机构而言，首先需要建立专门的卫生服务网站，以此为平台强化与社区居民的沟通，为居民疾病咨询、看病就诊提供便捷的条件。对于政府而言，同样如此。政府职能部门需要充分发挥行政引导的作用，为医疗服务产业的网络化发展提供必要的支持，积极开设社区卫生服务网站，满足社区居民的个性化需求，进而提升社区卫生服务的水平。

除此之外，社区卫生服务机构还可以通过 QQ、微信、微博等社交软件，强化与基层民众之间的交流，切实为社区民众提供基础的医疗卫生服务。如建立社区居民 QQ 群，以 QQ 群为平台，社区居民能够在上面就卫生、健康、疾病等问题向专业的医生提问，社区医生能够及时回复居民的信息，进而解决居民的实际问题。与此同时，社区医生还可以通过微信公众号、微博等公众平台，加大医药卫生、医疗信息的宣传力度，丰富社区居民基本的医疗常识。

综上所述，笔者认为：传统社区卫生服务与互联网之间的融合，有助于加速社区卫生服务现代化发展的步伐，为社区卫生服务的可持续发展打下坚实的基础。在这个过程中，社区居民能够通过更为方便、有效的途径需求医疗卫生服务，这对提升患者服务感知度、改善医患关系有着一定的现实意义。

第三节 互联网医疗应用于社区医院的模式探讨

社区医院是属于一个社区的卫生医疗服务机构，其旨在为群众提供预防、保健、医疗等一体化的综合服务，从而解决居民看病难、看病贵的难题，进而实现有限医疗资源的最大化合理配置。1999 年 7 月 18 日，国务院十部委联合下发《关于发展城市社区卫生服务的若干意见》，将社区卫生服务列为满足群众医疗卫生要求的重要组成部分，开启了社区医院发展的先河[1]。随后，相应法律法规层出不穷，积极地为社区医院的发展保驾护航。但发展至今，社区医院却面临着“路很近，心很远”的尴尬境地。大医院里病人摩肩接踵，而社区医院依然门可罗雀。社区医院之所以“叫好不叫座”，与其自身局限性有很大关系。由于其缺乏大量资金和资源支持，使得其对人才的吸引力十分有限，从而很难获得百姓的信任。据相关调查显示，在北京市 700 多个社区卫生服务站点中，能自负盈亏的还不到 1/3，绝大多数站点需要靠政府拨款和所挂靠的上级医院的补贴来维持；全市各卫生服务站点的全科医生中，有本科学历的不到 20%，有高级职称的不到 10%[1]。目前来看，虽然国家大力发展社区医疗服务体制，但社区医院仍然处境尴尬。

互联网医疗，是互联网在医疗行业的新应用，其包括了以互联网为载体和技术手段的健康教育、医疗信息查询、电子健康档案、疾病风险评估、在线疾病咨询、电子处方、远程会诊及远程治疗和康复等多种形式的健康医疗服务。在发达国家，互联网医疗已经比较成熟，近几年在我国也有了一定的发展，例如以健康教育和信息为主的“39健康网”；以医师评价和挂号为主的“好大夫在线”；以即时在线咨询为主的“医通无忧网”等。互联网医疗也受到了互联网巨头们的青睐，他们纷纷借用自己的资源抢占医疗高地；与此同时，传统医疗产业链也忙着投身大数据，借助互联网技术改革医疗服务提供和接受模式。美国著名数字医疗创业加速器Startup Health，发布了2016年第一季度的投融资报告。2016年第一季度以18亿美金强势开盘，有4次交易超过1亿美元大关。各方信号都在传达这样的信息：互联网医疗市场正由稚嫩走向成熟。总之，互联网医疗的发展前景巨大，必将引领另一番新的浪潮。

一、模式参考

1. 恒大互联网社区医院

2014年3月30日，国务院发布《关于印发全国医疗卫生服务体系规划纲要（2015—2020年）的通知》，提出大力发展非公立医疗机构，积极推动移动互联网发展，推动健康大数据的应用，推动惠及全民的健康信息服务和智慧医疗服务。借此机遇，敢于创新的恒大快人一步，迅速开始投身于互联网社区医院的建设中去[5]。2015年6月18日，中国第一家真正的互联网社区医院——恒大互联网社区医院在广州正式亮相。恒大健康联手世界顶级医院、全国三甲医院，采用全球最先进的健康大数据模型和互联网技术，提出“四体联动”健康管理体系，即健康管理实体、智慧健康云体、医院联合体和健康生态综合体，共同打造互联网社区医院[6]。2015年11月25日，长沙恒大雅苑——互联网社区医院正式开业。这是继11月15日恒大健康（HK.0708）在广州实现落地3家互联网社区医院后，该业务板块在湖南获得的重大突破。恒大健康还将于近期在济南、沈阳、武汉、成都等中国主要中心城市陆续开设互联网社区医院，年内总数量将达到 12 家，覆盖已入住的 5 万多户家庭 20 余万老百姓，实现该业务板块的全国布局[7]。这些医院的建立是互联网医疗联合社区医院的一次大胆尝试，是在特殊背景下的一次改革创新，具有一定的借鉴意义。

2. 丁香园“指尖上”的医院

早在 2012 年，丁香园就曾经希望借助移动互联网的力量，打造指尖上的医院。由于其多年的专注与沉淀，使其整个网站拥有 320 万的注册用户，公众对其的接受和认可度普遍较高。丁香园凭借移动端 App 和微信等多平台的建设，基本形成了比较完善的移动端互联网医疗[5]。丁香园网站旗下有丁香人才、丁香通、丁香客、用药助手、PubMed 中文网、调查派、丁香会议等多个网站产品。全国 45 岁以下、在三甲医院工作的医务工作者中，90% 以上均知晓“丁香园”[8]。依托其强大的影响力和庞大的用户群，丁香园将其用户细化分类并整合成群，为其针对性地提供多种医疗服务，例如疾病咨询、健康管理、用药助手等。目前来看，丁香园俨然已发展成为一所指尖上的综合性医院，建立了一套比较完善的线上互联网社区医院的体系。社区医院也可仿照类似模式，将病人分类细化后，借助移动互联网的便利，为社区居民的安全健康保驾护航。

二、模式分析

1. 线下实体互联网社区医院

恒大健康互联网社区医院是在政府政策支持下，应运而生的一种时代产物。它将传统的社区医院与互联网医疗有机结合，取长补短，建成了一批深受百姓喜爱的社区医院。由于其拥有一体化、现代化的综合生活服务，使得社区医院摆脱了传统大医院“医疗”为主的模式，而是为群众提供预防、保健、医疗等一体化的综合服务。从该模式社区医院的成功建立中我们不难看出，由互联网巨头们牵头，利用其强大的影响力和雄厚的资源，建立线下实体互联网社区医院，是一种很有发展前景的联合模式。因此，一方面政府需要加大支持引导力度，鼓励更多的私营机构加入到基层社区医院建设中去；另一方面，传统的社区医院应积极寻求与互联网巨擘们建立良好的合作关系，利用其互联网医疗的优势，努力做大做强线下实体互联网社区医院。

2. 线上移动互联网社区医院

丁香园的成功，绝大部分要归因于移动互联网的便利和移动医疗的普及。所谓移动医疗，就是通过使用移动通信技术——例如 PDA、移动电话和卫星通信来提供医疗服务和信息，具体到移动互联网领域，则以基于安卓和 iOS 等移动终端系统的医疗健康类 App 应用为主[9]。移动医疗的普及让医疗服务“随手可得”，方便了人们的求医问诊，在普通民众中有着很高的使用率，深受百姓的喜爱。在移动互联网日益普及的今天，社区医院可借助移动端的便利，增强自身的影响力和服务能力。社区医院联合成熟的移动端互联网医疗，双方通力协作、相互促进，建立线上移动互联网社区医院的联合模式。二者的联合，可以充分发挥双方的优势，从而提高线上移动互联网社区医院的认可度和服务能力。

3. 其他

众所周知，社区医院大都需要依托于大医院，借助上级医院的帮助从而跟好地服务病人，为社区居民的健康安全保驾护航。在开展帮扶过程中，社区医院可以利用互联网技术简化流程、降低成本。例如，利用远程会诊、远程治疗等多种形式帮助患者得到更好的诊治；利用互联网大数据助力社区医疗服务，为群众提供预防、保健、医疗等一体化的综合服务。

三、联合的益处

1. 提供资金和资源支持

社区医院的资金来源多是财政性投入与营业性收入相结合，但是许多社区医院处于亏损状态。而且，医疗资源过多集中于大医院，社区医院由于资源短缺而在硬件设施、医疗设施、人员配备等方面捉襟见肘。互联网巨头们的投资可以解决资金不足的问题，与此同时互联网上各种资源极其丰富，借助互联网也可以获得足够的资源支持。

2. 吸引优秀人才

在中国，好的医生大多集中在大医院，造成了大医院“病人等医生”，而社区医院“医生等病人”的迥异局面。随着互联网医疗的不断发展，越来越多的优秀医生开始投身于此。例如丁香人才网是依托于丁香园网站的医药生物领域的专业招聘服务平台，与医药行业各大知名企业建立合作关系，发布超过 6 万个医药相关职位，同时拥有专业人才简历 80 余万份，汇聚超过 270 万医药生命科学领域的专业工作者，为各类企事业单位持续输送储备人才及高端精英。互联网凭借着其自身独有的吸引力，可吸引大批优秀的医学人才。如果社区医院和互联网医疗建立某种合作关系，便可以利用其巨大的人才优势解决自身人才相对匮乏的问题。

3. 增强对社区医院的信任

在患者固有的就医观念里，已对大医院形成心理依赖。一项调查结果显示，仅 22.5% 的人生了病愿意去社区医院就诊；56.6% 的人不信任社区医院的诊疗技术。时至今日，互联网已深入人心，群众对互联网医疗也或多或少有所接触，对其具有一定的认可度。借助互联网的帮助，社区医院可以拥有充分的资金和资源，吸引大批优秀人才，不断提高自身服务诊疗技术，从而增强人们对社区医院的信任。此外，社区医院可借助互联网强大的宣传能力，不断提高自身影响力，转变人们的固有观念，使更多百姓愿意到社区医院里来，再发挥其主观能动性，凭借其自身优势，留住患者，获得患者的信任。

第四节 社区中的医学科普知识传播

现阶段，医学科普并没有太多地渗透到基层社区，再加上社区医疗卫生服务发展的过程中，忽视了专业医学科普知识对于社区医疗卫生的重要性。在课题研究的过程中，笔者归纳了造成社区医学科普知识传播力度不足的四点原因：

第一，针对医疗卫生事业的资金投入力度不足。有调查数据显示：2011 年，中国大陆地区医疗卫生支出仅为国民生产总值的 1.35%，绝大多数发展中国家医疗卫生支出的占比在 2% ～ 6% 的范围内，发达国家医疗为主支出的占比在 6% ～ 8% 的范围内。由此可见，我国医疗卫生事业发展低于国际平均水平，与发达国家相比存在较大的差距。相关经费投入力度不足，阻碍了社区医学科普知识的传播，进而对社区医疗卫生服务的可持续发展产生较大的负面影响。

第二，社区医学科普教育资源匮乏。虽然传统的医学科普传播工作在社区工作中占据了重要的地位，但由于社区对于医学科普知识传播的重视程度不足，传播形式单一，传播内容多为艾滋病、血吸虫等疾病，与社区医疗卫生服务的宗旨存在一定的差别。社区医疗科普知识传播的过程中，应该注重公益性传播，强化社区居民对于常见病的认知程度，避免社区居民过度治疗。此外，部分医疗机构宣传医学科普知识的过程中，所有的传单、手册上都有醒目的医疗广告，这种以盈利为目的的传播方式不仅会降低医疗机构的公信力，还会损害大众的合法权益，误导大众过度治疗。现阶段，国内大众传媒在医学科普上存在较大的局限性，仅仅通过电视、广播以及报纸无法保障医学科普知识的全面覆盖。再加上其中存在的虚假信息，使得普通民众难以辨别真伪。

第三，学校教育体系中缺乏针对医学科普知识的教育。长期以来，学校教育始终都在强调素质教育，时至今日，素质教育的宏伟目标仍然没有实现。相比于其他类型的素质教育，健康素质教育同等重要，这不仅关系到学生的全面发展，对提升我国医疗卫生服务的整体水平也有着较大的促进作用。现阶段，中国大陆地区中，基础学习教育涉及到医学科普知识和健康意识的教学内容较少；高等教育中，医学专业的学习才会有专门的医学科普知识教学，再加上医学专业教育的过程中，忽视了面向社会大众的医学科普知识的教育和传播。因此，我们能够认为：即便是接受过高等教育的大学生，也不一定掌握了充足的医学科普知识。

第四，随着互联网信息技术的飞速发展，越来越多的人开始从网上搜集免费的信息资源，大量互联网医疗机构的兴起，能够最大程度上满足患者的个性化需求。虽然互联网上的信息资源对于公众来说是免费的、共享的，但很少有公益性的医学科普网站，并且医学科普网站在医学知识传播的过程中，也会掺杂大量的商业广告。从社区医疗卫生服务发展的角度来讲，信息化技术的普及程度较低，绝大多数社区居民的文化水平不足以支持网络操作，居民通过互联网获取医疗信息的意识和能力不足，鉴别真假信息的能力有限。

基于现状，笔者认为：社会医疗卫生服务发展的过程中，政府职能部门需要充分发挥行政引导的作用，加大社区医疗卫生服务的资金投入力度，推动社区医疗卫生服务的可持续发展。作为关系国计民生的核心事业，医疗事业需要与社会经济发展处于平等地位，加大医疗科普知识的宣传力度，强化民众的健康意识。尤其是人口众多、经济发展水平和文化层次相对落后的地区，更需要强化关系，为构建和谐社会打下坚实的基础。此外，有关机构还需要及时与民众沟通，了解民众的实际情况，最大程度上满足民众的个性化需求，进而提升社区整体医疗卫生服务的水平。大型医院需要积极发挥带头作用，加大基本医学科普知识的宣传力度，使得民众认识到意识、生活环境、生活方式对于自身健康的重要性，进而提升民众的身体素质，缓解医院的就诊压力，从而改善医患关系。

社区医学科普知识的教育和传播必须借助于社会传媒，明确社会传媒在公益事业中的核心地位，结合构建和谐社会的宏伟目标，加大医学科普知识的传播力度，进而强化民众的健康意识，为中国特色社会主义事业的可持续发展打下坚实的基础。社区医学科普知识传播的过程中，可以借助于公益广告、电视、广播、报纸以及网络等媒体，加大对于偏远地区医疗科普知识的教育投资力度，全面落实社区医疗卫生服务。从教学事业的发展现状来讲，医学科普知识的教育和传播需要从小抓起，这种做法不仅能够培养学生探索新知识的兴趣，还能够提升学生的科学素质，学成之后，学生便能够向父母、亲朋好友传授相关的医学科普知识，提升医学科普知识的普及度。对于非医学专业的大学生而言，可以在主修课之外选修医学课程，培养自身医学兴趣爱好。有调查数据显示：非医学专业的学生，超过 90% 的学生表示对医学科普知识感兴趣。由此可见，针对非医学专业学生开展的医学科普知识课程，有助于推动整体医学科普知识的传播。

第五节　“互联网+”助力完善医养结合建设

进入 21 世纪后，愈来愈严峻的老龄化问题给我国的医疗和养老系统带来了巨大的压力，解决老年人的医疗和社会保障问题变得刻不容缓。近年来，“医养结合”被认为是解决老龄化问题的重要途径和方式，因为这一模式打破了传统的养老就医模式中养老院不方便就医、医院里又不能养老以致老年人一旦患病就不得不经常在家庭、医院和养老机构之间奔波的尴尬局面。

尽管在中国几千年的传统观念里，居家养老一直是最为核心的养老方式，但迅速老龄化的现实使得“老有所养”面临巨大挑战。“医养结合”

的提出为这一难题提供了四种解决方案，即“医养结合”在发展过程中被认为可行的四种方式：一是医院入驻养老院，医生在养老院给老人看病；二是养老机构与医疗机构合作开通绿色通道，医生到养老院上门看病；三是利用社区医院，白天给普通居民看病，晚上给老年人提供养护住宿；四是医院提供养老病床和养护住宿。

然而，无论是哪种方案，医养结合的推行都面临着几个棘手的问题，而其中最为困难的问题便是医护人员的短缺。除了劳动强度大、硬件设备缺、工资福利低等原因外，临床专业技术指导的缺乏亦是一个不容忽视的原因。正因如此，不少老年人宁可选择到大医院里排队看病，也不愿在社区医院里接受治疗。追根溯源，这是传统医养模式割裂的、无序的信息造成的医疗资源分布不均的体现。

所幸的是，“互联网＋”概念的兴起，为医养结合的发展打了一针“强心剂”。“互联网＋”与医疗领域的结合，成为了众所周知的互联网医疗。所谓互联网医疗，是包括了以互联网为载体和技术手段的健康教育、医疗信息查询、电子健康档案、疾病风险评估、在线疾病咨询、电子处方、远程会诊及远程治疗和康复等多种形式的健康医疗服务，它代表了医疗行业新的发展方向，对解决中国医疗资源不平衡和人们日益增加的健康医疗需求之间的矛盾起着至关重要的作用，也是国家正在积极引导和支持的一种医疗发展模式。

2015年11月20日，国务院办公厅转发卫生计生委等九部门《关于推进医疗卫生与养老服务相结合的指导意见》的通知，《意见》中特别提出，要积极开展养老服务和社区服务信息惠民试点，利用老年人基本信息档案、电子健康档案、电子病历等，推动社区养老服务信息平台与区域人口健康信息平台对接，整合信息资源，实现信息共享，为开展医养结合服务提供信息和技术支撑；组织医疗机构开展面向养老机构的远程医疗服务；鼓励各地探索基于互联网的医养结合服务新模式，提高服务的便捷性和针对性。

为什么国家如此重视互联网医疗在医养结合中的应用？众所周知，养老机构入住的老人身体机能较差，多数老人患有一种或多种慢性病。很多老年人在患病时因为行动不便等原因无法到医院及时诊治，耽误了病情。不难发现，互联网医疗在21世纪初期的迅速发展，已经有效地改善了众多老年慢性病患者的生活质量，并显著地控制了其原本高昂的医疗费用。通过养老机构与医院合作建立网络，互联网医疗可以为老人提供快速准确的疾病诊断与及时有效的治疗。例如，医学专家可以通过视频对话的方式来观察病人，与病人交流，同时在软件应用上分析相关的检验和检查报告，甚至还可以与当地的基层卫生机构的医生开展讨论，指导他们进行进一步的相关检查，以获取所需信息，最终综合分析，为病人送达疾病的诊断和治疗方案。而经过互联网的远程诊断后，对于需要入院治疗的老年患者，互联网医疗平台可为其提供预约、转诊以及绿色通道等服务，十分便捷地完成后续的治疗流程。

由于老年人身体素质的不断下降，一些在生活中发生的意外事故以及心血管等疾病的突发随时威胁着他们的健康和安全。那么，如何及时发现和评价老年人的身体机能状况呢？智能可穿戴设备由此应运而生。可穿戴设备就是将传感器、影像等设备直接穿在身上，或是整合到用户的衣服或配件中的一种便携式设备，目前已经被用于对老年人的日常生活进行远程监护或对其身体状况进行追踪，从而获取老年人主要生命体征数据（如心率、呼吸、血压等）。事实上，可穿戴设备本身价值并不大，关键在于其获得的数据与提供的服务，越垂直越深度往往价值越大。这是因为，大部分用户，尤其是老年人对一些数据本身是没有概念的，只有经过分析得出的结果和解决方案才是最重要的。因此，可穿戴设备会将数据发送给医护人员，让他们第一时间获得数据、做出判断，采取相应措施，专家就可以通过网络对老年人的健康情况进行实时监控和诊疗。这样，不仅老年人自己可以得到便捷有效的健康服务监控保障，另一方面还减少了老年人的人院率，节省了医院的资源。

值得注意的是，老年人除了身体健康状况不如正常人以外，他们的保健意识其实也相当的淡薄，他们对一些易患疾病的诱发因素和健康生活方式的重要性往往认识不足。此时，互联网医疗发挥出它在诊疗和监控以外的另一项重要作用——健康教育。利用语音、视频及邮件等方式，互联网医疗平台可以高效地对养老机构老人开展远程健康指导，方便其向医务工作者进行医疗业务咨询，并且，近年来随着社交网络的迅速普及，健康教育这项功能已经被整合入了许多社交媒体软件之中，更广泛、更高效地传播有价值的医学科普信息。无论是老年人还是基层医务工作者，都可以从中获益。

此外，信息存储也是互联网的一大优势。在线健康档案（又称电子病历）是有关互联网医疗用户健康信息的所有相关资料，包括本人或他人对自身健康、疾病相关症状、家族病史的主观描述，以及医务工作者的客观检查、诊疗康复记录等。医务人员根据老年人的健康档案信息，对老年人的健康进行风险评估，并通过远程监护实时对老年人进行动态观察，针对性地制定老年人健康保健指导方案，节约卫生资源，提高医疗效率。目前，这项技术在美国已经得到了较为广泛的应用，从效果上看，美国电子病历和远程健康技术的广泛应用在很大程度上降低了医疗成本，改善了医疗保健服务质量。

总之，互联网的手段将线下的养老资源与医疗资源进行整合变成可能，而这项工程的建设离不开规范统一的服务标准、统一的数据后台和统一的管理体系，更需要借助互联网自建或整合所有线下资源，包括医疗资源、家政服务资源、精神文化方面的资源、大数据中心等，打造出全产业链的生态圈。

上海市社区卫生服务中心应用微信公众平台的现状调查

【摘要】目的：了解当前上海市各卫生服务中心应用微信公众平台对外开展信息发布与健康宣教的状况，为加强服务中心的宣传力度提供建议和对策。方法：通过微信 App 公众号的搜索功能调查了上海市 245 家社区卫生服务中心的微信公众平台的开设和使用情况以及受众的参与度，并通过研究其中一家运营较为成功的公众平台分析其运营的主要特质。结果：全市只有 57 家社区卫生服务中心（23.3%）拥有自己的微信公众平台，且在推送量和关注度方面均不理想，但中心城区的结果显著好于郊区（县）（$P < 0.01$）；高频的更新和长期的运营时间是运营好公众平台的前提。结论：目前社区卫生服务中心等基层医疗机构在利用社交网络平台开展信息发布和健康宣教方面尚处于起步状态，故应提升对此的重视，主动学习和借鉴优秀平台的运营经验，同时积极寻求第三方服务商的协助。

【关键词】社区卫生服务；微信公众平台；信息服务；现状调查

微信是腾讯公司推出的一款融操作便捷、内容丰富、消息精确、人际交流高效等特点于一身的大众即时通讯工具，微信用户可以通过智能手机上的客户端与好友分享文字与图片，还可使用分组聊天和语音、视频对讲等功能提升沟通效率[1]。

和其他传统的即使通讯软件不同，微信为普通用户打造了一个可以树立个人品牌的平台——微信公众平台，供用户在微信圈内自主设计和发布信息，并能使之与其他用户对接。对于信息发布者而言，微信公众平台的使用成本远低于单独开发 App[2]，而沟通效率又明显高于微博[3]，因而受到各行各业在选择对外宣传形式时的青睐。

健康宣教和新闻报道作为社区卫生服务中心在对外信息发布的两项基本内容，近年来随着微信的普及，已经被愈来愈多地通过微信公众平台的推送功能得以传递。社区居民只需搜索到本社区卫生服务中心设立的公众号，选择关注后即可收到服务中心定期推送的信息。然而这一方式的普及程度，以及采用此方式宣传获得的实际效果尚不明晰。故本调查以上海市为例，旨在了解当前各卫生服务中心应用微信公众平台对外开展信息发布与健康宣教的状况，并根据调查结果提出相应的建议和对策。

1. 对象和方法

1.1 调查对象

本调查根据上海市卫生和计划生育委员会 2014 年 3 月在官方网站上发布的《上海市社区卫生服务中心基本信息》[4]，对登记在表中的 245 家社区卫生服务中心开设的微信公众平台进行逐一搜索和查询。对查询到的社区卫生服务中心设立的公众平台，在选择“关注”后进入其平台页面，调查平台的性质及其功能设置情况；同时进入平台的“历史消息”栏目，统计其过去自建立以来的文章推送量及每篇文章的阅读量。此外，本调查特意选择了一家将微信公众平台运营得较为成功的社区卫生服务中心作为个案样本，深入观察其公众平台的功能设置及推送情况。本调查截止访问公众平台的时间为 2016 年 2 月 14 日。

1.2 研究方法

1.2.1 调查工具及内容　本调查在搜索社区卫生服务中心的微信公众平台的设立方面采用的工具为手机微信 App 及搜狗网站的微信公众平台搜索引擎；在调查微信公众平台的功能设置及推送情况方面主要采用手机微信 App 的公众号服务。

1.2.2 调查方法　通过搜狗网站的微信公众平台搜索引擎将上海市每一家社区卫生服务中心的名称输入到引擎搜索栏中进行搜索，查找该卫生服务中心是否设立了微信公众平台，并利用手机微信 App 对查询到的公众平台进行逐一的运营主体验证；对通过验证的微信公众平台，再利用普通用户微信号采取“关注”后进入到公众平台页面，统计平台的性质、认证情况、运营时间，功能菜单栏的设置情况，并在“历史消息”栏目中统计该平台过去自设立以来的文章推送量及每篇文章的性质和阅读量。从调查数据中选择一家运营较为成功的微信公众平台，根据其每月推送文章的数量与平均阅读量制作图表，同时分析该平台在功能设置和内容推送方面的长处。

1.2.3 统计方法　采用 Excel2010 制表软件进行数据的录入和初步处理，并利用 SPSS 18.0 统计学软件进行深度的数据分析。计数资料以（$\bar{X} \pm s$）及率表示，多组间比较采用单因素方差分析，计量资料的比较采用 t 检验。以 $P < 0.05$ 为差异表示有统计学意义。

2. 结果与分析

2.1 上海市各区（县）社区卫生服务中心微信公众平台设立情况

上海市在区域划分上设置了 8 个中心城区（静安区、徐汇区、长宁区、浦东新区、黄浦区、杨浦区、虹口区和普陀区）、7 个郊区（宝山区、奉贤区、金山区、闵行区、青浦区、松江区和嘉定区）和 1 个郊县（崇明县）。全上海市 245 家社区卫生服务中心共有 57 家开设有微信公众平台，其中中心城区公众平台的开设比例为 32.8%（39/119），郊区（县）的开设比例为 23.3%（18/126），中心城区的开设率显著高于郊区（县）（$P < 0.01$）。各区域开设率差别巨大，开设率最高的区域为杨浦区，达 81.8%（9/11），最低为金山区，为 5.6%（1/18）。具体各区（县）社区卫生服务中心的微信公众平台开设情况见表 1。

表 1 上海市社区卫生服务中心微信公众平台开设情况

区（县）名称	社区卫生服务中心数量	设立微信公众平台的中心数量	百分比（%）
中心城区			
静安区	13	2	15.4
徐汇区	12	5	41.7
长宁区	10	4	40.0
浦东新区	45	11	24.4
黄浦区	10	4	40.0
杨浦区	11	9	81.8
虹口区	8	3	37.5
普陀区	10	1	10.0
郊区（县）			
宝山区	18	5	27.8
奉贤区	21	3	14.3
金山区	12	1	8.3
闵行区	13	4	30.8
青浦区	10	1	10.0
松江区	21	2	9.5
嘉定区	13	1	7.7
崇明县	18	1	5.6
小　计			
郊区（县）	126	18	14.3
中心城区	119	39	32.8
合　计	245	57	23.3
Pearsonc2	7.30	P 值	< 0.01

2.2 平台基本情况

使用手机微信 App 客户端关注上海市 57 家社区卫生服务中心设立的公众平台，逐一调查和统计公众平台的性质（订阅号或服务号）、认证情况及运营时间。从结果上看，绝大多数（94.7%）的公众平台都选择自由度较高且经济的订阅号；未经微信官方认证的公众平台数量超过半数（57.9%）；绝大多数公众平台运营时间不足 1 年，特别是运营时间在 1 个月内的占 1/3 左右（36.8%）。具体各微信公众平台的基本运营情况见表 2。

表 2 上海市社区卫生服务中心微信公众平台的基本运营情况

公众平台基本运营情况		数 量	比 例
平台性质	订阅号	54	94.7%
	服务号	3	5.3%
有无认证	经认证	24	42.1%
	未认证	33	57.9%
运营时间	1 个月以内	21	36.8%
	1 ～ 3 个月	6	10.5%
	3 ～ 6 个月	16	28.1%
	6 ～ 9 个月	8	14.0%
	9 ～ 12 个月	3	5.3%
	12 个月以上	3	5.3%

注：订阅号与服务号的区别：订阅号每日可发送 1 条消息，服务号每月可发送 4 条消息；发送给用户的消息，服务号出现在聊天列表中，订阅号出现在公众号文件夹中。

2.3 功能菜单栏设置情况

对57家社区卫生服务中心的微信公众平台进行观察与分析，发现其中设置有一级菜单的为23家，占40.4%，内容以中心介绍、健康科普为主。各平台的一级菜单具体功能见表3。经过测试，我们发现有6家公众平台的菜单功能因处在“测试”或“维护”阶段而暂时无法正常使用，故真正发挥作用的平台仅有17个。其中，有5家中心的平台在二级功能菜单中提供了除文字介绍外的实质性功能服务，包括“预约挂号、化验单查询、实时叫号、家庭医生申请、慢病管理申请、体质测试申请和满意度调查”等。可见，公众平台的菜单功能对于社区医院而言并未得到很好的利用。

表3 上海市社区卫生服务中心微信公众平台功能菜单设置情况

社区卫生服务中心名称	一级菜单项目
静安寺街道社区卫生服务中心	服务特色、健康管理、个人中心
彭浦镇社区卫生服务中心	微官网、服务指南、在线签约
徐汇区斜土街道社区卫生服务中心	关于我们、专业服务、咨询求助
斜土街道社区卫生服务中心	关于我们、专业服务、咨询求助
龙华街道社区卫生服务中心	关于龙华、预约挂号、家庭医生
枫林街道社区卫生服务中心	了解我们、便民服务、枫林风采
北蔡社区卫生服务中心	社区服务、特色中医、我的健康
花木社区卫生服务中心	特色服务、公共卫生、预约挂号
联洋社区卫生服务中心	为您服务、公共卫生、特色服务
六灶社区卫生服务中心	了解我们、中心动态、为您服务
万祥社区卫生服务中心	了解我们、为您服务、万卫之窗
潍坊社区卫生服务中心	了解我们、中心动向、全科智训
新场社区卫生服务中心	走进新卫、为您服务、微互动

（续表）

社区卫生服务中心名称	一级菜单项目
黄浦区打浦桥街道社区卫生服务中心	中心介绍、站点介绍、便民措施
半淞园街道社区卫生服务中心	微介绍、微咨询、微服务
五里桥街道社区卫生服务中心	中心介绍、公共服务、便民服务
五角场街道社区卫生服务中心	家庭医生、公共卫生、信息速递
欧阳路街道社区卫生服务中心	魅力欧阳、健康管理、文明创建
江湾镇街道社区卫生服务中心	中心概况、中心文化
普陀区甘泉街道社区卫生服务中心	微介绍、微咨询、微服务
淞南镇社区卫生服务中心	中心简介、工作动态、便民服务
庙行镇社区卫生服务中心	家庭医生、公共卫生、信息速递
小昆山镇社区卫生中心	就诊导航、为您服务、中心风采

2.4 文章推送及阅读情况

进入公众平台的“历史消息”栏目观察平台自设立以来的文章推送情况。推送数量最多的平台的推送数量为263篇，推送量平均中心城区为50.3（±70.8）篇，郊区（县）为4.8（±7.1）篇，中心城区推送量显著高于郊区（县）（$P < 0.01$）；有15家中心的公众平台从未有过推送，比例达26.3%。平台全部文章的平均阅读量最高为365次，最低为1次，中心城区平均为52.8（±67.2）次，郊区（县）为20.1（±43.7）次，但中心城区的平均阅读量与郊区（县）的差异并无统计学意义（$P > 0.05$）。文章的推送数量、类别及平均阅读量分布见表4。从数据结果上不难看出，目前上海市社区卫生服务中心所设立的微信公众平台在推送量和关注度上的表现均不令人满意；同时，对文章类别的比例控制也不尽合理，科普文所占比重或者太大，或者太少，反映了卫生服务中心对推送内容缺乏整体设计。

表 4 上海市社区卫生服务中心微信公众平台文章推送及阅读情况

推送或阅读情况	公众平台数量	比例
总文章推送量（篇）		
0 ～ 10	29	50.9%
10 ～ 50	15	26.3%
50 ～ 100	6	10.5%
100 ～ 200	4	7.0%
200 以上	3	5.3%
平均阅读量（次）		
1 ～ 10	19	33.3%
10 ～ 50	23	40.4%
50 ～ 100	10	17.5%
100 ～ 200	6	10.5%
200 以上	1	1.8%
科普文所占比例（%）		
0 ～ 10	15	35.7%
10 ～ 25	3	7.1%
25 ～ 50	4	9.5%
50 ～ 75	7	16.7%
75 ～ 100	13	31.0%

注：“科普文比例”一栏统计的数据除去了 15 家无文章推送的平台。

2.5 运营成功的微信公众平台的主要特质

通过对 57 家社区卫生服务中心的微信公众平台的观察，我们找到一个运营相对较为成功的公众平台——花木社区卫生服务中心。“花木社区卫生服务中心”公众平台创立于 2014 年 5 月，我们统计了截至 2016 年 1 月共 21 个月的平台月推送量及月平均阅读量，将结果绘制成折线图，见图 1。从统计结果上看，该平台每月推送量除 1 月份只有 8 次外，其余月份少则 40 余篇，多则 80 余篇，几乎每日更新，而其文章的平均阅读量也从平台设立之初的 6.0 次，逐渐上升到 2015 年 11 月份的 1422.8 次，其中单篇阅读量最高达 24420 次；且此后两个月均保持在 300 次上下。可见，持之以恒的推送对平台的关注度提高有明显的正面效应。

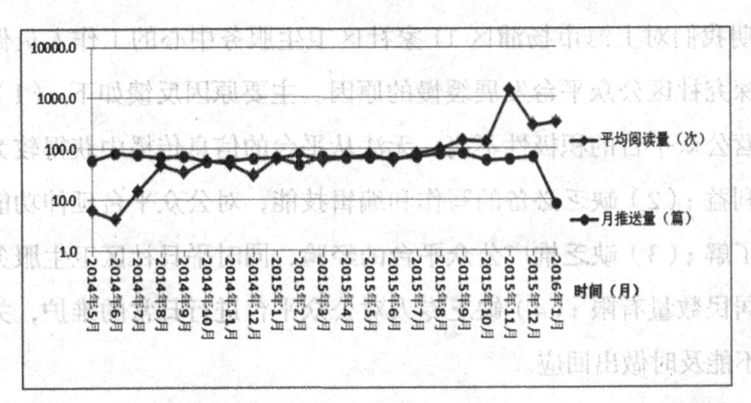

图 1　“花木社区卫生服务中心”公众平台月推送量与月平均阅读量变化

3. 思考和对策

3.1 微信公众平台应用的现状

通过查询和关注的方式，我们对上海市登记在案的 245 家社区卫生服务中心的微信公众平台的开设和使用情况，以及受众的参与度进行了初步调查。从结果上看，即便是在上海这样经济和信息高度发达的城市，基层医疗机构在利用大众通讯工具传播医学知识和通知消息的方面开发的程度亦不够高。主要表现为：（1）设立微信公众平台的社区卫生服务中心比例较低，不足总体数目的 1/4；（2）在微信公众平台上开发具有交互和其他拓展功能的中心数量严重不足，只有5家；(3）微信公众平台的推送和更新不够及时，超半数的公众平台推送量不足10篇；(4）推送的文章关注度低，平均阅读量超过100次的微信公众平台仅为7个；(5）推送的内容没有经过精心编排，每次推送的内容搭配不尽合理，多数平台只推送医学科普文或只播报社区新闻通知。

3.2 公众平台发展缓慢的原因分析

微信App在国内的流行已有数年的时间，但就社区卫生服务中心而言，其利用微信平台传播自身价值的进程尚处于起步阶段，远落后于其他行业。调查前期我们对上海市杨浦区11家社区卫生服务中心的工作人员做了访谈，试探究社区公众平台发展缓慢的原因。主要原因反馈如下：(1）工作人员运营公众平台的积极性不高，无法从平台的信息传播中获得较为明显的经济利益；(2）缺乏必备的写作和编辑技能，对公众平台延伸功能的开发亦无了解；(3）缺乏推广公众平台的经验，同时平日社区卫生服务中心接待的居民数量有限；(4）缺乏专人对公众平台进行日常的维护，关注者的反馈不能及时做出回应。

3.3 对提高公众平台运营质量的对策

3.3.1 卫生管理部门加大支持力度　从调查结果来看，中心城区的社区医院在公众平台的设立和运营状况上均优于郊区（县）；同时，中心城区或郊区（县）的不同区域之间状况差异亦非常大，因此我们考虑地区的卫生管理部门在社区卫生服务中心信息化建设中发挥了主导作用，它应当为中心的平台建设提供支持和管理措施。从督促的角度上，地区卫生管理部门应通知各社区卫生服务中心及时建立微信公众平台或其他便捷的向社区居民开放的信息窗口（如微博等），定期检查中心的包括推送量在内的运营和维护情况，并将该检查结果放入中心的考核评定依据内。从支持的角度上，地区卫生管理部门可向各中心提供用于信息化建设的专项资金，同时组织有相关经验的网络专家或机构平台运营达人向中心的工作人员传授经验等。

3.3.2 向运营成功的公众平台借鉴经验　在对上海市 245 家社区卫生服务中心微信公众平台的调查中，我们发现有为数不多的平台运营情况相对较为良好，例如前文提到的“花木社区卫生服务中心”。该中心在平台运营上取得的成绩，主要归因于工作人员持之以恒的投入。我们建议其他中心向这些平台借鉴经验，模仿和学习它们的长处，为打造自己的平台提供方向。例如，可以通过举办讲座或论坛的形式，邀请其他中心的相关工作人员分享他们的经验心得，还可以前往其他中心向相关工作人员了解他们的工作状态等。此外，应当鼓励中心之间实现信息和数据的共享，特别是将同地区内的平台进行统一化规范化运营，形成规模效应，从而提升平台的运营效率。

3.3.3 主动寻求第三方服务商的协助　在国务院“大众创业，万众创新”的号召下，社会各行各业都聚集起了大量的创业和投资人群，其中互联网和医疗行业更是众人眼中的香饽饽。目前，市场上可供用户下载使用的医疗类 App 已超过 3000 款，预计到 2017 年底，中国的移动医疗市场规模将超达到 125.3 亿元[5]。在众多创业者寻求机遇的同时，社区卫生服务中心亦应当把握这一机会趁势而上，在信息化建设方面主动寻求第三方服务商的协作，让专业的团队从事专业的工作，必要时也可以一定数量的费用支出换取公众平台在运营和推广上的快速发展。值得注意的是，由于社区卫生服务中心运营公众平台获得的直接经济效益在短期不显著，加之中心自身经费有限，因而在与第三方洽谈时应着眼于长久的合作，将目标首先瞄准在互相提升品牌效应的方向上，然后在此基础上共同合作开发新的服务项目。

3.3.4 积极扩展中心的服务范围　微信公众平台的建设水平，从本质上说是社区卫生服务中心日常运营状况的一种折射，故要从根本上提升平台的运营质量，除加强学习推广技巧外，必须积极扩展中心的服务范围，提升自身的服务水平。例如,有的社区卫生服务中心在公众平台中设置了“化验单查询”功能，则该中心必须具备一定的实验室检验水平，如拥有一定数量和种类的检验仪器设备和一批合格的检验技师等；有的中心的平台具备“家庭医生申请”功能，则该地区必须将家庭医生签约制成熟地贯彻。另外，公众平台推出的类似“满意度调查”的功能，其实也是社区卫生服务中心重视自身进步、对居民和用户抱以开放的态度的反映，因而中心在服务过程中需要具备自我更新、不断进步的认识和能力，从而体现出公众平台里这项功能的作用。

参考文献

［1］Jianhua Xu，Qi Kang，Zhiqiang Song，Christopher Peter Clarke. Applications of Mobile Social Media：WeChat Among Academic Libraries in China[J]. The Journal of Academic Librarianship，2015，41（1）：21-30.

［2］胡长爱,邢美园,杨春伟,等. 我国求医问药类 App 软件功能评价 [J]. 中华医学图书情报杂志，2014，23（2）：7-10.

［3］钟方虎，贺青，于丽，等. 微博在医学图书馆中的应用 [J]. 中华医学图书情报杂志，2012，21（3）：31-32.

［4］上海市卫生和计划生育委员会 . 上海市社区卫生服务中心基本信息 [EB/OL]. http：//www.wsjsw.gov.cn/wsj/n2006/n2012/n2017/n3417/u1ai87440.html.2013-6-30.

［5］中文科技资讯 .2012—2013 中国移动医疗市场年度报告 [EB/OL]. http：//www.citnews.com.cn/speech/201304/177124.html，2013-04-19.

阶段性论文 14

微信公众平台医学科普文章阅读行为的调查与思考

【摘要】目的：解微信用户对医疗类公众平台的关注现状和对医学科普文章的阅读情况，探索在微信公众平台上推广医疗类公众号、优化医疗科普文章阅读体验的可行途径。方法：自主设计调查问卷，以电子链接的形式发送给普通互联网用户，回收后比较不同用户对医疗类微信公众号的关注度，采用 t 检验比较其健康状况和互联网使用情况与阅读行为差异，采用 Pearson 相关分析分别探讨微信功能和阅读偏好与阅读行为的相关性。结果：共收回答卷 630 份，其中有微信服务使用经历者 528 人。结果显示年龄、学历和月收入对两种医疗类微信公众号关注度的影响均出现显著差异（$P < 0.01$）；健康状况、互联网使用情况、阅读偏好、微信功能使用习惯都与用户在微信公众平台上的医学科普文章阅读行为体验有显著的相关性（$P < 0.01$）。结论：通过微信公众平台传播医学科普文章具有广阔的前景。建议从微信用户、微信公众号、微信公众平台三个层面，分别对医学科普现状进行问题反思和诱导，共同营造微信公众平台上宣传医学科普知识的良好环境。

【关键词】微信公众平台；微信公众号；医学科普；阅读行为

医学科普教育的开展，是医学发展的历史责任[1-3]。近年来，随着人们物质生活水平的提高，人们的健康意识也日益增长。随着微信公众平台的推广，基于微信公众平台阅读医学科普文章的行为满足了微信用户对医疗科普知识的需求，逐渐影响着他们的生活方式。手机微信阅读分享实质是一种以社交为形式的传播活动，这既是医学科普知识普及方式的深刻变革，更是“互联网＋医疗”的必然[4]。

鉴于微信公众平台已在我国日渐普及，医学知识的科普对于社会进步具有重要意义，而关于微信公众平台上阅读医学科普文章的行为，国内调查研究甚少。为了解微信用户在微信公众平台上对医疗类公众号的关注现状以及对医学科普类文章的阅读情况，我们对部分网民进行了测试与调查，旨在为医疗类微信平台探索优化医学科普文章阅读体验、推进医学科普文章繁荣的策略，共同营造微信公众平台上宣传医学科普知识的良好环境。

1. 资料与方法

1.1 调查工具

在电子问卷制作平台“问卷星”网站上制作电子问卷后生成电子链接，从 PC 端和移动端相结合的多种社交媒体渠道上将电子问卷进行扩散与调查。故调查对象理论上应为活跃在各社交媒体上的互联网用户。理论上低于 15 岁的儿童和青少年不参与本项调查。

1.2 方法

1.2.1 问卷设计　依据微信用户在微信公众平台上关注医疗类微信公众号和阅读医学科普文章时可能涉及到的阅读体验问题，自主设计调查问卷。问卷共包括 25 个调查问题，分为 6 个模块：“个人基本信息”“健康习惯”“互联网使用习惯”“微信阅读行为”“微信功能体验”以及“医学科普文章阅读偏好”。其中，在“微信阅读行为”模块的 4 道测试题分别是“是否关注医学科普类公众号”“是否关注本社区卫生服务中心或本地医院公众号”“是否习惯性地阅读微信公众平台上文章”和“微信公众平台上是否更倾向阅读医学科普文章”，分别记作 H1、H2……H4。用户可从“是”或“否”中选择一个答案，选择“是”记 1 分，选择“否”记 0 分。在“微信功能体验”和“文章阅读偏好”模块中，被调查者回答“是”或“否”，选择“是”

记1分，选择“否”记0分。

同时，为确定被调查者的健康状况和互联网使用情况与微信公众平台上阅读行为的相关性，我们设计了“是否曾患过至少一项重大或慢性疾病”“是否有收看‘养生堂’等养生保健类电视节目的习惯”和“是否定期关注自己健康状况的习惯（如定期体检、定期量血压等）”三项指标观察被调查者的健康习惯状况；设计了“是否每天使用电脑上网”“是否每天使用手机上网”“是否经常使用微信服务”和“是否在自己生病或身边的人生病时，您有求助于互联网”四项指标观察被调查者的互联网使用情况。将健康状况和互联网使用情况共七项指标分别用A1、A2……A7表示，分别与微信阅读行为4道测试题进行两者间t检验，

1.2.2 资料整理　回收调查问卷，核对填写内容，删除“年龄低于15岁”的答卷。最终共回收答卷630份，剔除无效答卷102份，有效答卷528份，答卷有效率为83.8%。

1.3 统计学方法

将答卷数据导入SPSS19.0软件进行统计学分析，滤过无效问卷的答卷后归类统计不同特征人群的百分构成，同时使用（平均分 ± 标准差）表示调查结果，两组间比较采用t检验。采用Pearson相关分析探讨被调查者对医学科普文章的阅读偏好与其在微信公众平台上阅读行为之间的相关关系。$P < 0.05$表示有统计学意义。

2. 结果

2.1 一般情况

被调查者的一般情况选取“性别”“年龄”“学历”“工作状态”和“月收入”五项特征性个人基本信息。每种特征的人群中对相邻分组间得分做两两比较并进行t检验或卡方检验。结果显示性别对医学科普类公众微信号关注度及本社区卫生服务中心或本地医院的公众号关注度影响均无统计

学差异（P ＞ 0.05），而年龄、学历和月收入对两种医疗类微信公众号关注度均有影响（P ＜ 0.05）。其中，26 岁及以上的被调查者对两种医疗类微信公众号的关注度显著高于 26 岁以下的被调查者（P ＜ 0.05）；本科及以上学历的被调查者对医学科普类公众微信号关注度较高，同时这部分人群中除博士研究生外，对本社区卫生服务中心或本地医院的公众号关注度也较高（P ＜ 0.05）；月收入在 3000 元以上的被调查者对医学科普类公众微信号关注度较高，但其中只有月收入高于 5000 元的被调查者对本社区卫生服务中心或本地医院的公众号关注明显（P ＜ 0.01）。有固定工作和目前待业的被调查者对医学科普类公众微信号关注度较高，而对本社区卫生服务中心或本地医院的公众号关注不明显（P ＜ 0.01）。

2.2 健康状况和互联网使用情况

随着移动互联网技术的迅速普及，人群健康意识水平的不断提高，手机微信的用户群正在不断扩大，健康情况和保健习惯也深刻地影响着用户在微信上的阅读行为。经统计学分析发现，健康状况及互联网使用情况普遍与用户在微信公众平台上关注医疗类公众号或医学科普文章的阅读行为之间有显著差异（P ＜ 0.01），具体情况见表 1。

表 1 用户健康状况和互联网使用情况调查结果

一般情况		人数（%）	H1	H2	H3	H4
A 1	是	307（58.1%）	0.81 ± 0.39	0.72 ± 0.45	0.89 ± 0.31	0.82 ± 0.39
	否	221（41.9%）	0.60 ± 0.49	0.45 ± 0.50	0.75 ± 0.44	0.64 ± 0.48
t 值			5.608	6.624	4.47	4.615
P 值			0.000	0.000	0.000	0.000
A 2	是	376（71.2%）	0.82 ± 0.39	0.70 ± 0.46	0.88 ± 0.32	0.84 ± 0.47
	否	152（28.8%）	0.37 ± 0.48	0.22 ± 0.42	0.64 ± 0.49	0.31 ± 0.49
t 值			10.244	11.578	6.17	9.609
P 值			0.000	0.000	0.000	0.000

（续表）

一般情况		人数（%）	H1	H2	H3	H4
A 3	是	412（78.0%）	0.80 ± 0.40	0.66 ± 0.48	0.86 ± 0.34	0.81 ± 0.39
	否	116（22.0%）	0.30 ± 0.46	0.23 ± 0.42	0.60 ± 0.49	0.40 ± 0.49
t 值			10.536	9.273	5.375	0.8304
P 值			0.000	0.000	0.000	0.000
A 4	是	490（92.8%）	0.71 ± 0.46	0.57 ± 0.50	0.83 ± 0.38	0.73 ± 0.44
	否	38（7.2%）	0.45 ± 0.50	0.45 ± 0.50	0.50 ± 0.51	0.53 ± 0.50
t 值			3.094	1.511	3.939	2.442
P 值			0.004	0.131	0.000	0.019
A 5	是	505（95.6%）	0.71 ± 0.45	0.58 ± 0.49	0.83 ± 0.38	0.73 ± 0.44
	否	23（4.4%）	0.17 ± 0.39	0.13 ± 0.34	0.26 ± 0.45	0.35 ± 0.49
t 值			6.471	6.043	0.6003	4.087
P 值			0.000	0.000	0.000	0.000
A 6	是	487（92.2%）	0.73 ± 0.44	0.59 ± 0.49	0.84 ± 0.36	0.74 ± 0.44
	否	41（7.8%）	0.20 ± 0.40	0.27 ± 0.45	0.37 ± 0.49	0.46 ± 0.50
t 值			8.143	4.366	6.136	3.392
P 值			0.000	0.000	0.000	0.001
A 7	是	457（86.6%）	0.75 ± 0.43	0.61 ± 0.49	0.85 ± 0.36	0.76 ± 0.43
	否	71（13.4%）	0.31 ± 0.47	0.30 ± 0.46	0.52 ± 0.50	0.44 ± 0.50
t 值			7.446	5.247	5.325	5.194
P 值			0.000	0.000	0.000	0.000

2.3 微信功能体验和医学科普文章阅读偏好

为探讨被调查者对医疗科普文章的阅读偏好和微信功能体验是否分别影响了其在微信公众平台上的阅读行为，我们分别设计了 4 道阅读偏好测试题与 4 道微信功能调查题，题目包括“作者身份关注”“内容对象关注”“文章真伪”和“原创性关注”4 个阅读偏好测试题，以及“文章收藏习惯”“文章转发习惯”“留言习惯”和“留言板偏好”4 个微信功能使用习惯调查题。然后将 8 道题目与被调查者阅读行为之间进行 Pearson 相关分析，具体对应结果见表 2。表 2 中用 P1、P2……P4 表示阅读偏好测试题，用 F1、F2……F4 表示微信功能调查题。结果提示：用户的医学科普文章阅读偏好较明显，对微信功能满意度较高，均超过 60%。从表中数据不难发现，除对文章真伪性关注度外，其他阅读偏好和微信功能体验与阅读行为显著相关。

表 2 微信公众平台上的阅读行为相关性分析（r 值）

		医疗科普文章阅读偏好				微信功能体验			
		P1	P2	P3	P4	F1	F2	F3	F4
阅读行为	H1	0.425**	0.434**	0.086*	0.305**	0.483**	0.484**	0.414**	0.491**
	H2	0.382**	0.429**	0.042	0.343**	0.413**	0.462**	0.415**	0.495**
	H3	0.306**	0.292**	0.063	0.210**	0.345**	0.371**	0.363**	0.355**
	H4	0.466**	0.454**	0.058	0.292**	0.478**	0.442**	0.426**	0.424**

注：*P ＜ 0.05；**P ＜ 0.01。

3. 讨论与建议

3.1 实际需要是医学科普的新起点

通过本次调查，我们可以观察到不同人群特征、不同健康状况和不同互联网使用情况的被调查者都对微信公众平台上的医学科普阅读有不同的需求。我们建议微信用户基于自身实际需求，在迎合自身阅读偏好的情况下，对文章质量和提供的附加功能进行适度考量，关注来源可靠、内容真实、贴近需求的适量的微信公众号。从用户出发，开展微信上的医学科普阅读不仅有利于发展精品公众号，创作高质量的科普文章，更能引导整个医学科普环境的健康发展。

3.2 医疗类公众号必须合理定位

面对不同信息导向和实际服务需求，微信公众号必须对自身合理定位。我们通过研究得到的结论：医学科普类微信公众号更倾向于满足用户对养生保健知识的需求，而本社区卫生服务中心或本地医院的公众号更应该侧重基于提供看病就医信息的实体服务。对于本社区卫生服务中心或本地医院的公众号来说，这类公众号肩负着医学知识科普、医院服务推广拓展、卫生信息发布传播等多项任务，本地医院的公众号不仅有利于医院品牌形象的传播，更提供了一个连接医生和病患的桥梁。其他医学科普类公众号可以借助品牌基础和社会信誉，针对性开展科普活动。不同类型不同基础的微信公众号精准定位、合理推广、侧重服务才是鼓舞医学科普信息创作的可取之道。

3.3 微信繁荣医学科普

当下微信月活跃用户 6.5 亿，汇聚公众账号超过 1000 万，借助微信公众平台推广医学科普文章具有重要意义[6]。微信公众平台不仅用户群体庞大，信息获取便捷，而且其推送方式以及收藏、转发和留言的功能，都有利于医学科普文章的大力宣传和医学科普知识的深入人心。平台上文章不仅能随时随地满足用户对健康养生知识的需求，还能引导群众了解医疗资讯并缓解医患矛盾。但不可否认的是，目前微信平台上的医学科普文章依然存在误导群众、散播谣言的情况。为了杜绝不正之风，信息发布者必须正视微信用户的举报投诉并接受微信相关主管部门的审查监督，网络管理部门也必须适时对公众平台上医学科普信息的发布进行介入和监管。在制度层面，微信公众平台有待建立机制对公众号的可信度进行评估，这样有利于无形中提高用户的辨识能力。同时，政府应完善相应的法制、法规来加强对微信公众平台的监管，在源头上坚决打击。总之，借助微信公众平台繁荣发展医学科普文章还存在巨大的潜能，这值得我们每一位医务工作者去发掘和努力。

参考文献

［1］孙玲，邹陆曦，胡广禄．微信公众平台在三甲医院的应用现状调查 [J]. 中华医学图书情报杂志，2014，（12）：25–28.

［2］于姝，杨辉，姜婷婷，等．图书馆微信公众平台阅读推广现状与发展对策 [J]. 四川图书馆学报，2015，（3）：44–47.

［3］中华医学会副会长：医务人员要多写科普文章 [J]. 大众医学，2012，（3）：4.

［4］张路路．微信阅读分享探究 [J]. 新媒体研究，2015，（7）：89–90.

［5］朱素颖，刁冬梅，温恭莲．浅析医学科普文章写作技巧 [J]. 医学信息，2012，25（2）：72–73.

［6］刘路遥，杨祚，曹战强，等．医院微信公众号的技术与应用现状研究 [J]. 中国数字医学，2014，9（8）：35–37.

阶段性论文 14

“互联网 + 医疗”应用于“医养结合”养老服务模式下的 SWOT-PEST 分析

【摘要】人口老龄化是中国社会在 21 世纪面临的重大战略问题，即要解决如何更高效地配置社会养老资源、提高养老服务质量的问题。在国家构建“分级诊疗”的医疗体系背景下，不断增长的优质医疗资源正逐步向社区和乡村等基层偏移，并成功地融入到了养老服务行业中并形成了具有中国特色的“医养结合”养老服务模式。近年来，随着“互联网 +”成为政府和社会高度关注的热词，“互联网 + 医疗”在市场中已初具规模，使得其应用于养老产业成为发展的必然。但这一过程受到政策、经济、社会和技术等多重因素的推动和制约，故对当前其发展的内外部因素进行分析，有助于明确自身的优势和弊端，从而有助于养老服务行业在迎接未来的机遇和挑战时占据优势地位。

【关键词】互联网 + 医疗；医养结合；健康养老产业；SWOT-PEST 分析

随着银色浪潮的到来，人口老龄化业已成为我国在新世纪里面临的一项重大挑战。我国于 20 世纪末步入老龄化社会，进入 21 世纪后，人口老龄化的速度大幅提升。2010 年，全国 60 周岁及以上老年人口已近 1.78 亿，占总人口的比重达 13.26%，而其中完全或部分失能的老年人口已超过 3000 万人，占 60 周岁及以上老年人口的比重高达 16.85%。到 2014 年，全国 65 周岁及以上老年人口占总人口比例的 10.1%，老年抚养比已达到 13.76%[1]。

与此同时，全国人口平均预期寿命在不断延长，高龄化、长寿化现象日益凸显；而快速的工业化、高速的城市（镇）化进程也不可避免地带来了全国高、病、残、痴、贫老人比例不断增高的现象。根据2011年《中国健康与养老追踪调查》的结果显示，60岁及以上老年人慢性病患病比例已经高达73.38%，其中完全不能自理老年人慢性病患病比例为91.36%，平均数量为2.44种[2]。如何为这一特殊的人群长期提供必需的医疗服务，保障其安享晚年生活，是我国实现“人人享有社会基本保障”必须面对的重点课题。

一、相关概念界定

（一）“医养结合”养老服务模式

老龄健康及医疗服务业无疑是养老服务行业中最重要的组成部分，而将医疗资源与养老资源相结合，实现社会资源利用的最大化，就形成了理想的“医养结合”养老服务模式。其中，“医”是指老年人所需的医疗康复保健等综合服务，除了一般意义上的疾病诊疗服务外，还包括了健康咨询、日常体检、居家护理、慢性病管理以及医学人文关怀服务等；“养”则是指对老年人生活上的照护、精神心理上的关照以及其他文娱体美活动等服务。

在国家相关部门的倡导下，目前全国各地陆续已有多家养老和医疗机构开始对“医养结合”的养老服务模式进行了探索。例如，2013年被北京市政府确定为“医养结合、以养为主、持续照料”试点养老机构的北京双井恭和苑，院内自设有养护中心，为自理、不自理和失智老人提供营养配餐、身心护理、预防保健、康复调理等高品质照护服务[3]。而除了这种“医院自办养护中心”的经典模式外，养老机构与医疗结构签订合作协议，将外部的医疗资源引进养老院，也是另一种较为常见的“医养结合”养老服务模式。

（二）“互联网＋医疗”产业生态圈

通信技术在近年来的飞速发展，使得互联网已不再仅仅是信息的线性载体，而成为了一种沟通社会多行业服务的网状媒介。医疗健康关系到国计民生，在当前医疗资源分布不均、医疗质量参差不齐的社会环境下，通过积极发挥互联网的优势与特色，即能充分调动起全社会的有效资源，促进医疗服务资源的合理分布和使用，为公众提供个性化、精准化和全面化的健康相关产品与服务。在“互联网 +”意识形态和科学技术的普及推广潮流下，医疗健康产业成为了 21 世纪最朝阳的产业，一个生机勃勃、枝繁叶茂的“互联网 + 医疗”产业生态圈正在逐渐成形。

纵观当前全球互联网医疗市场，“互联网 +”已渗透到了医疗领域的全部流程，大有颠覆传统医疗模式之势。相比之下，“互联网 + 医疗”产业生态圈重点解决了两方面的就医难题：一是长期健康管理的缺失问题，二是就医流程复杂的成本问题。例如，根据疾病诊疗时间轴线的划分，“互联网 + 医疗”可以实现为诊前环节提供在线预约挂号、导诊服务，为诊中环节搭建远程医疗平台，以及为诊后环节提供随访和康复指导服务等。并且，“互联网 + 医疗”产业生态圈将医疗行业的核心——药品领域，在问药、购药和用药几个环节上连接和组织成由在线药品信息服务平台、医药电商以及药品 O2O 构成的闭环，强有力地保障了医疗服务的完整性和高效性。

二、“互联网 + 医疗”应用于健康养老产业的 SWOT-PEST 分析

（一）SWOT 分析与 PEST 分析的含义与应用

SWOT 分析模型又称为态势分析法，是一种基于对自身内部因素和外部环境条件的态势分析，即通过全面了解自身发展条件的优势与劣势，同时将外部环境的风险与机会纳入考虑，从而制定出最佳的发展战略的方法。SWOT 是四个英文单词首字母的组合，分别代表了“优势（Strength）”“劣势（Weakness）”“机遇（Opportunity）”和“威胁（Threat）”。其中，S 和 W 主要用于分析行业内部因素条件，O 和 T 主要用来分析行业外部环境条件。对此四要素合理组合，可导出四种着眼于行业发展的战略，即“S-O

策略”“W-O 策略”“S-T 策略”“W-T 策略”。PEST 分析方法则是一种用于分析宏观环境的工具，是分析行业外部相关影响因素的有效方法。PEST 亦是四个英文单词首字母的组合，分别代表“政治的（Political）”“经济的（Economic）”“社会的（Social）”“技术的（Technological）”。SWOT 和 PEST 分析法的主要理论基础是从结构分析入手，对研究对象的宏观环境、微观环境进行分析，提供参考依据。

SWOT-PEST 模型是将以上两种在战略管理中被高频使用的分析工具结合起来，建立的分析矩阵（表 1），即在考虑研究对象存在的优势、劣势、机遇、威胁的情况下，将政治、经济、社会、技术等方面的影响因素进行全面、系统的比较分析，对各个要素进行两两组合，将内部微观环境和外部宏观环境整合起来进行系统的分析和研究，能够对研究对象进行更为全面深入的剖析[4]。

表 1 SWOT-PEST 分析模型矩阵

			PEST			
			政治 P	经济 E	社会 S	技术 T
SWOT	内部因素	优势 S	SP	SE	SS	ST
		劣势 W	WP	WE	WS	WT
	外部条件	机遇 O	OP	OE	OS	OT
		威胁 T	TP	TE	TS	TT

（二）基于 SWOT-PEST 矩阵的行业发展分析

1. 优势因素

（1）政治优势：2015 年 11 月 20 日，国务院办公厅转发卫生计生委等九部门《关于推进医疗卫生与养老服务相结合的指导意见》的通知，该《意见》提出，“到 2020 年，符合国情的医养结合体制机制和政策法规体系基本建立，医疗卫生和养老服务资源实现有序共享，覆盖城乡、规模适宜、功能合理、综合连续的医养结合服务网络基本形成”。其中特别强调了医疗服务信息化在医养结合体系构建过程中的重要性，例如通过“充分依托社区各类服务和信息网络平台”“利用老年人基本信息档案、电子健康档案、电子病历”“组织医疗机构开展面向养老机构的远程医疗服务”“鼓励各地探索基于互联网的医养结合服务新模式”等方式，为养老机构开展“医养结合”服务提供信息和技术支撑。

（2）经济优势：养老机构应用“互联网 + 医疗”产业提供的各类便捷的服务（如在线预约挂号、查询检查报告等），能够极大地优化老年人的就医体验，减少老年人往返于医院和养老机构之间的次数，提高就医效率，从而降低医疗的时间成本和潜在的危险因素。同时，“互联网 + 医疗”还能扩大“医养结合”的医疗资源范围，为远程医疗等服务搭建必要的信息平台，从而使养老机构以更低廉的成本获得医疗资源的倾斜，为优质资源的下沉提供便利的通道。从长远来看，老年人一旦认可了互联网医疗服务为其健康维护带来的便捷和实用，其自我健康管理意识将得到显著的提升，最终可直接降低并发症等病症的发病风险，因而节约了对诊疗的支出。

（3）社会优势：随着以互联网为代表的通信技术的普及和智能手机的推广，网络已经成为越来越多人生活中不可分割的一部分，网络文化已经逐渐渗透进入了社会的各个阶层中。以大众手机社交通讯软件“微信”为例，2014 年底“微信”用户数量突破 5 个亿，2015 年第二季度猛增至 6 亿，同比增长近 40%[5]。如此庞大的用户量亦包含了相当数量的老年人群，有调查表明，有互联网使用习惯的老年人更倾向于通过“互联网 + 医疗”提供的产品和服务来维护自身健康[6]，因此“医养结合”模式下的养老机构在应用互联网医疗服务时对有互联网使用经历的老年人的推广将更容易获得认可，老年人对使用互联网医疗服务的依从性亦更高。

（4）技术优势：必须认识到，“互联网 + 医疗”早已不再仅限于网站和医疗健康信息的简单结合，其服务能力在产业生态圈的进化中得到了极大的提升。例如，智能可穿戴设备和智能手机应用程序的发展直接推动了移动医疗产业登上了“互联网 + 医疗”的大舞台，从而彻底打通了医疗机构与用户之间（即 B2C 模式）的通道，使医疗端与用户端可以更自由地实现信息互通，医疗健康数据的采集、上传、处理与反馈可以不受时空的限制进行,这给慢性疾病的管理和重大疾病的康复带来了福音。对于“医养结合”模式下的医疗机构而言，“互联网 + 医疗”服务的应用不仅为其自身医疗资源（如日常养老护理）质量的提升构建了新的平台，更为重要的是它解放了一部分医疗服务力，可以有效缓解医疗资源紧缺的矛盾。

2. 劣势因素

（1）政治劣势：由于提供“医养结合”服务的养老机构的身份处于医院和普通养老院之间的“模糊地带”，因而暂未被纳入医疗机构范畴，按照国家有关政策，老人在医院住院产生的费用可以报销，而在“医养结合”养老机构接受的护理、康复、医疗等服务则无法享受医保报销政策[7]。另一方面，“医养结合”模式下的养老机构的监管主体涉及民政、卫生、医保三个部门，多部门的同时管理极易导致行政效率低下问题，在一些 事务的处理上容易产生行政管理部门之间相互推诿的现象。而无论是“医养结合”的健康养老产业，还是“互联网 + 医疗”产业，对于养老机构自身而言都是新生事物，因而亟需政府管理部门提供切实有效的支持，为加快养老服务模式的转变铺平道路。相反，政策的保守和管理部门间的推诿成为了养老机构服务转型的绊脚石，延缓了养老产业的发展进程。

（2）经济劣势：国内互联网医疗服务目前普遍未能与医保对接，在此情况下，“互联网 + 医疗”为覆盖医疗流程而调配的资源所产生的费用即全部要由养老服务使用者个人承担，这给原本就较为昂贵的“医养结合”养老服务在对老年人的吸引力上造成了劣势，减少了养老机构应用互联网医疗产品和服务的积极性。例如，通过互联网完成医疗费用的支付，或从医药电商处购买药品尽管十分便捷，避免了老年人的四处奔波劳累，但付费数额较大时由于不能享受医保政策，使得“互联网 + 医疗”产业的支付市场始终难以形成规模。

（3）社会劣势：尽管互联网已经被越来越多的老年人所接受，但在医疗服务使用方面老年人态度的保守性仍远高于中青年。特别是对于居住在“医养结合”养老机构中的老年人而言，其失能比例较高，对养老机构提供的医疗服务过于依赖，因而会排斥一些直接连接到用户本人的互联网医疗产品或服务。此外，老年人受教育程度和经济状况的不同，对“互联网 + 医疗”这一新兴产业的接受差异也很大，故养老机构很难平衡这种特殊的服务在不同老年人身上的应用，不利于养老机构自身医疗服务的管理。

（4）技术劣势：互联网在发展过程中不可避免地牵涉到了非常广泛的法律和伦理问题，当其与医疗行业结合后一些涉及用户权益的安全问题更加突出。以电子病历的隐私安全为例，电子病历因能详尽、连续地记录患者的就诊信息且有可能为“互联网 + 医疗”产业生态圈中的服务商共享，因而是互联网医疗服务中的关键组成部分，也是提供“医养结合”服务的养老机构必须搭建的平台。然而有报道显示，在电子病历的应用中因为断电、数据量突增、系统故障等问题引起系统瘫痪的事情屡屡发生，而电子病历服务公司因破产、研发团队离职或技术机密的泄露，将导致系统被迫停止和信息丢失、泄漏等，严重破坏电子病历安全[9]。加之互联网医疗产品的系统漏洞往往不易被养老机构发现，故一旦发生技术性的问题，对养老机构和老年人的损害极有可能是持续存在的。

3. 机遇因素

（1）政治机遇：2015 年 3 月，国务院办公厅颁布的《全国医疗卫生服务体系规划纲要（2015—2020 年）》指出，要“积极推动移动互联网、远程医疗服务等发展，普及应用居民健康卡，积极推进居民健康卡与社会保障卡、金融 IC 卡、市民服务卡等公共服务卡的应用集成，实现就医‘一卡通’；依托国家电子政务网，构建与互联网安全隔离，联通各级平台和各级各类卫生计生机构，高效、安全、稳定的信息网络”。由此可见，国家计划对“互联网 + 医疗”产业进行规范化的管理和支持，主动维护互联网医疗行业的秩序，并将其通过“一卡通”等技术手段纳入到政府提供的社会保障体系中。这一规划将有利于协调政府管理部门之间的工作，减少“医养结合”模式下的养老机构融入到“互联网 + 医疗”产业生态圈中的阻力。

（2）经济机遇：随着“互联网 +”成为政府和社会高度关注的热词，推动“互联网 + 医疗”产业的发展成为了社会资本注视的“风口”。以该产业生态圈中如日中天的移动医疗产业为例，就其市场规模而言，2014 年我国移动医疗市场规模就曾达到 30 亿元；2015 年增至 45 亿元上下，增长率接近 50%。另外，O2O 的互联网医疗服务模式及智能可穿戴设备在国外市场已取得了广泛的认可，因而未来几年内我国移动医疗市场的发展步伐必然会继续加快。有机构预测，2016 年市场规模将增长至 80 亿元，2017 年这一规模将达到 130 亿元[8]。“医养结合”模式下的养老机构如果能够得到“互联网 + 医疗”行业中资本的支持，可使其医疗服务转型的门槛大大降低，有助于医疗部分业务的拓展和持续。

（3）社会机遇：在市场平台的大力争取与医务人员人事制度改革的影响下，加入到“互联网 + 医疗”产业中的医务人员的数量不断增长。对于医务人员而言，为用户提供互联网医疗服务不仅能为自己带来一笔可观的额外收入以弥补诊疗技术服务价值的缺陷，还能够借助互联网平台为自己打造个人品牌，赢得良好的口碑，获得更多稳定的病源。在我国现行的医疗机构分级体系下，优质医疗资源下沉乏力，但“互联网 + 医疗”可以成为让医务人员自愿为基层服务的助推剂，促进医务人员间的分工。养老机构应用“互联网 + 医疗”产业的服务后，其自身的基础医疗资源有了与优质资源连接的渠道，在大型医院远程医疗的推动下，养老机构中的老年人即可顺利地接受专家为其提供的个性化的诊疗服务，医疗服务质量有了更好的保证。

（4）技术机遇：可穿戴设备的临床价值在过去一直受到广泛的质疑，但随着美国 WellDoc 公司推出的一款用于监测和控制血糖的手机应用程序——Bluestar 获得了 FDA 的批准认证，这款手机 App 成为了全球首个经过临床试验，提供实时病人行为指导和临床决策的移动应用，这也给致力于“互联网 + 医疗”产品研发的团队们极大的鼓舞。当前，我国智能健康养老产业正蒸蒸日上，国内多家机构已经从国外引进或自主开发出适应于智能健康养老的健康管理平台和病因检测工作站，打造中国式的专业智能养老产业。例如，杭州华龄集团以“华龄健康 365 工程”为载体，通过搭建老年健康智能管理云平台、建设全国老年动态电子健康信息数据库、打造全国养老健康三级体系，为我国广大老年人提供线上线下相结合的优质普惠的智能化养老医疗健康服务。2014 年 5 月，在 365 工程第一期试点工作圆满结束并通过专家委员会验收合格后，全国老龄工作委员会办公室正式发文，在全国范围内推广“华龄健康 365 工程”[9]。

4. 威胁因素

（1）政治威胁：我国现行的有关“互联网 + 医疗”产业的政策文件数量不多，其中以 2009 年原卫生部颁布的《互联网医疗保健信息服务管理办法》和 2014 年卫生计生委发布的《关于推进医疗机构远程医疗服务的意见》为代表，不仅尚未上升到“法”的高度，对产业的覆盖面也过于狭小，且政府管理部门的责任机制尚未建立，故不利于互联网医疗在“医养结合”养老服务模式下的健康发展。例如，互联网因其信息传播便捷廉价的特点，一直备受各类广告商的青睐，医药广告在网络上的泛滥已是不争的事实，而在政策和监管缺失的情况下，不法医药广告可能通过应用“互联网 + 医疗”模式的养老机构对老年人的正常用药造成影响，同时，这一问题也降低了老年人对养老机构应用“互联网 + 医疗”的接受和信任[10]。

（2）经济威胁：尽管“互联网 + 医疗”产业的市场规模在不断扩大，但受传统医疗行业及其他政策的影响，支付方不明晰的问题是长期以来制约产业高速发展的关键原因[11]。加之线下医疗服务所需的配备较重，制约了互联网医疗行业线上的业务规模，因而只有较为成熟的资本运作才有可能取得产品和服务营利的突破。并且，由于缺乏较为强大而稳定的互联网医疗产品和服务的购买者，“互联网 + 医疗”产业的发展目前主要靠社会资本的融资来维持，然而这也降低了对真正优质的医疗资源的吸引力。这意味着养老机构在选择互联网医疗服务商时的选择比较有限，如果不能获得性价比较高的互联网医疗产品和服务，对其自身的养老业务可能也会带来不利的影响，更不利于向老年人的推广。

（3）社会威胁 :“互联网 + 医疗”融入养老产业后可以推动优质医疗资源的下沉，但老年人对医疗的认知上存在许多误区，可能不利于互联网医疗优势的发挥。一方面，老年人受传统医疗模式思维的影响较深，在心理上对名医和专家过于依赖和迷信[12]，而目前由“互联网 +”连接的优质医疗资源总量十分有限，无法完全满足老年人的这一需求；另一方面，老年人热衷于购买一些广告上的医疗保健品，对正规的疾病治疗以及健康管理程序的理解不深，这在当前“互联网 + 医疗”行业监管欠缺的情况下可能会出现误导和延误治疗等问题。因此，养老机构与互联网医疗服务提供商能否在迎合老年人求医心理的同时降低误导率，还需要很长一段时间的磨合与探索。

（4）技术威胁 :“互联网 + 医疗”产业里的产品日渐丰富，2015 年 App 逾 2000 款的盛况行业有目共睹，但产品的同质性问题相当严重，较少具备独创性特色的服务，相同类别的应用款数众多，之间应用功能的差异几乎可以忽略不计。同时，针对特定人群，特别是为网络接受程度较低的老年人群专门开发的互联网医疗产品壁垒较高，加之众多应用在平台定位、流量导入、商业模式等方面都存在各种问题，“互联网 + 医疗”产业中的许多理念和愿景架构在“空中楼阁”之上。这给养老机构在选择性价比较高、适合老年人使用的互联网医疗产品时增加了困难，不利于养老机构与互联网医疗市场的长期合作。

三、健康养老产业发展“互联网＋医疗”的SWOT战略分析

根据上述对“医养结合”模式下的养老机构应用“互联网＋医疗”的SWOT-PEST分析，将分析结果按“优势、劣势”与“机会、威胁”相组合，形成SO、ST、WO、WT策略。具体策略归纳于SWOT战略分析矩阵中（见表2）。

表2 SWOT战略分析矩阵

内部因素 / 外部条件	优势（S）	劣势（W）
	SP: 政策文件明确要求医疗信息化； SE: 降低时间成本与发病风险支出； SS: 网络日渐普及用户群覆盖面广； ST: 平台端与用户端实现信息互通。	WP: 医养结合多部门管理责任不清； WE: 医保未能对接使老年人负担沉重； WS: 老年人对互联网医疗态度保守； WT: 互联网信息安全面临较高风险。
机会（O）	SO战略	WO战略
OP: 医疗信息服务将纳入保障体系； OE: 市场投资规模庞大且增长迅速； OS: 医务人员走出体制融入新角色； OT: 健康养老产业获得认证与推广。	1. 国家保障体系与互联网医疗对接； 2. 鼓励“互联网＋医疗”产业创新； 3. 为医务人员搭建平台集团化运作； 4. 政府加大对成功模范的推广力度。	1. 建立互联网医疗管理部门责任机制； 2. 鼓励商业保险涉足互联网医疗行业； 3. 加强医生在线服务与老年人的互动； 4. 严格“互联网＋医疗”的认证标准。
威胁（T）	ST战略	WT战略
TP: 互联网医疗监管体系尚未建成； TE: 支付方不明导致行业收入多不持续； TS: 观念误区不利于服务转型推广； TT: 互联网医疗产品同质现象严重。	1. 出台新行业管理办法与实施细则； 2. 寻求商业保险或老年人子女支付； 3. 通过网络途径逐渐改变用户观念； 4. 树立“互联网＋医疗”产品的品牌。	1. 激发养老和保险机构的监管积极性； 2. 政府为“医养结合”提供财政支持； 3. 提供优质贴心的医疗服务获取认可； 4. 监管部门参与健康养老产品的选择。

参考文献

［1］中国经济网．国家统计局：中国 65 岁以上人口占比首超 10%[EB/OL].http://politics.people.com.cn/n/2015/0226/c70731-26599930.html，2015-02-26.

［2］杨贞贞．医养结合——中国社会养老服务筹资模式构建与实证研究 [M]. 北京：北京大学出版社，2016：4.

［3］乐成．医养结合持续照料恭和苑创养老生活新模式 [J]. 中国老年，2013,（14）:50.

［4］Chen，Ju Hong，Wang，Yuan. SWOT-PEST Analysis of China's Dry Port[J]. Advanced Materials Research，2012，479-481:1004-1012.

［5］驱动之家．微信新里程碑：用户量突破 6 亿 [EB/OL]. http://www.techweb.com.cn/internet/2015-08-12/2188504.shtml，2015-08-12.

［6］Julika Loss，Verena Lindacher，Janina Curbach. Online social networking sites—a novel setting for health promotion?[J]. Health & Place，2014,（26）:161-170.

［7］潇湘晨报．鼓励社会力量办医养结合机构 [EB/OL]. http://news.163.com/15/1112/02/B86HJSLG00014Q4P.html，2015-11-12.

［8］北京晚报．互联网医疗来了，APP 数量已破 2000 款 [EB/OL]. http://www.ce.cn/cysc/tech/gd2012/201604/23/t20160423_10788640.shtml，2016-04-23.

［9］朱勇，等．中国智能养老产业发展报告 [M]. 北京：社会科学文献出版社，2015：182-200.

［10］Ferretti，S，Mirri，S，Roccetti，M，et al. Managing first response medical aids with an altruistic Web application[C] International Conference on Pervasive Computing Technologies for Healthcare，Pervasivehealth 2009，London，Uk，April. 2009:1-4.

［11］Ohki T. Remarks on Lynn Payer's Medicine & Culture[J]. Reports of Liberal Arts Hamamatsu University School of Medicine，1996,（10）:43-97.

［12］Laura Kelly，Crispin Jenkinson，Sue Ziebland. Measuring the Effects of Online Health Information for Patients: Item Generation for an E-Health Impact Questionnaire[J]. Patient Education and Counseling，2013,（93）: 433-438.

后　记

时光荏苒，回想起那段为课题申请而准备的日子，至今不知不觉已近一年。早先看到其他同学在各个教研室里做实验、拿着自己的科研成果参加各种竞赛的时候，我对参加第二课堂的研究，多少是有些不情愿的。一来，自然是割舍不下平时课业的复习时间；二来则是，我担心自己欠缺对研究的领悟，若真当做起了实验，不知道是我在做实验还是指南在操纵我。

但最终，我还是起了参与“二课”的念头，这事情说来倒也是有趣。一年前我在教务处的协助下，在校园里开设了一门选修课程，讲的是怎么用医学人文学科的视角去观察和分析 2014 年国内发生的医疗热点案件。在课堂上，因为是一门比较开放的课程，我和学弟学妹们产生了不少思想上的交流。渐渐地我发现，要在实践中真正解决一个医疗上的问题，即便是综合了多门学科的观点，也仍然是不够的。真正能够解决问题的，也许是一项新的规则，也许是一门新的技术，总之，它应该是一种实践性的产物。两个多月的授课很快临近尾声，在课程的最后我邀请了两位参课学员，蔡博宇和赵优冬，和我一起借助学校“大创基金”这个平台，来一起为医学人文的发展做一些贴近实践的工作。

我们的课题方向是“互联网医疗”。坦白地讲，作为一名大四才正式接触第二课堂的老学员，由于课业和实习的繁忙，在课题的实践操作上多少还是有些力不从心。但幸运的是，我并不是一个人在战斗。课题在立项的时候，课题组成员一共有 4 个，另外一个是我的同队同学——王经杰。所谓“万事开头难”，刚开始的时候，我们对课题的方向把握得并不是非常准确，主要原因是，国内有关于“互联网医疗”的参考文献数量非常的有限，实践性较强的论著和调查研究更是无几。于是我们不得不把学习的领域转向外文文献。外文文献在这方面的数量倒是不少，但要啃完一篇文献却并非易事。为了增加大家的信心，我们决定每周在一起开一个讨论会，分享文献的阅读心得，相互鼓励和促进。

事实证明，这个方法非常的有效。不仅达到了预期的效果，还有意想不到的收获。得知我们在进行这样一个活动，先后又有 3 位同学加入到了我们的讨论中来，并且他们为课题的研究做出了不小的贡献。在每次讨论分享完对文献的看法后，都会有一两位同学对文献中提到的某些他们感兴趣的内容做进一步的研究。他们通过自己去图书馆和互联网上查找资料得到启发，然后自己将新的认识记录下来。这样一来，我们这个课题的视野就极大地扩大了，“产量”也得到了显著的提升。这就是为什么我想到，要将一个本科生的只有区区 1000 元的课题基金项目，以一种类似于研究生毕业论文的形式修订成册，并交由出版社正式出版的最主要的原因。

我们的课题项目名称是：医疗社交网络平台的使用对医患关系的影响。当初确立这个题目，主要目的只是想探究一下目前国内市场上类似于“好大夫在线”等在线问诊平台是怎样运作的，有没有什么办法可以优化它们的服务。后来，在我们课题组 8 位同学的思想碰撞中，课题的研究对象被大大地拓宽了。相比于服务细节的问题，我们更有兴趣知道：为什么“互联网 +”会在医疗领域内大行其道？它的发展会受到哪些限制？以及它如何走向我们普通人的生活中去？因此课题最终研究成果分为四个部分，在书中以四个章节表示，分别是：“医疗社交网络平台兴起的背景及发展现状”“医疗社交网络平台的应用效果”“医疗社交网络平台的法律和伦理”以及“医疗社交网络平台在社区的应用与推广”。每一章分为两大块内容。第一块是由课题组成员单独或组队撰写的一些他们在讨论过程中感兴趣的话题。文章长短不一，有的看上去虽然文笔有些生疏，观点也不见得非常全面，但总的来说作为一个本科生的课题研究，能有这样的参与程度和水准，我自己已是非常开心和满意的。第二块是我们正式撰写的一些论文，到目前为止，所有的 14 篇论文全部被有关专业期刊接收，有部分已经见刊，这不能不说是对我们长期付出最好的认可。

在此，我首先要重点感谢一下本课题的指导老师，上海市卫生法学会副秘书长、法学教研室主任——徐青松老师。我与徐老师认识已有三年，三年来一直保持着非常友好的联系。能与这样一位学识渊博、谦和近人的青年学者成为朋友，的确是作为学生的荣幸。正是在他的引导下，我对医学人文领域才有了更深、更现实的认识，也正是在他的指点下，我在一年前出版了自己在医学人文方面的处女作。而这一次，他又为课题的申请和在研究过程中我们遇到的难题提供了非常多的宝贵建议，纠正了我们在相关专业上的一些概念误区。可以说，课题能够顺利地开展至今，也有老师的一半功劳。希望以后能继续和徐老师保持学术和生活上的交流，同时衷心地祝愿他：身体健康，事业有成！

另外，学校训练部的李群参谋也是一位值得我们致以敬意的好老师。她不仅在我填写课题申报材料时给了我非常必要的帮助，而且对我们的课题一直寄予厚望，给了我们很大的鼓励。当我因为一篇论文的发表，需要她提供一份基金证明材料的时候，尽管程序十分繁琐，她仍然及时地在百忙中把材料传给了我，最终这篇文章得以顺利发表，这让我很是感动。同时，李老师在我开设选修课时也给予我很多的帮助，此处本人也一并谢过，并真诚地祝福她：青春永驻，笑口常开！

最后，伦理教研室的张晨教授也为课题研究提供了非常细心的指导，能得到这样一位慈母般的学者的鼓励，这真不能不说是作为学生的福分。张教授对待学生有着春天般的温暖和夏天般的热情，学生缘极好，是很多同学的“知心姐姐”。这都是用真情实意换来的。在这里，我们向数十年坚守在教学岗位、陪伴在学员身边的张老师道一声：老师，您辛苦了！谢谢您的关心！

第二军医大学 徐志杰
2016 年 11 月 30 日于杭州